Kollegiale Beratung im Pflegeteam

Andreas Kocks

Tanja Segmüller

(Hrsg.)

Kollegiale Beratung im Pflegeteam

Implementieren – Durchführen – Qualität sichern

Mit 20 Abbildungen und Arbeitsvorlagen sowie zahlreichen Fallbeispielen

Mit einem ersten Geleitwort von
Professor Dr. Kim-Oliver Tietze
Mit einem zweiten Geleitwort von
Professor Dr. Angelika Zegelin

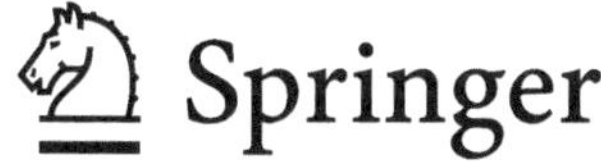

Herausgeber:
Andreas Kocks
Universitätsklinikum Bonn, Pflegedirektion, Bonn, Germany

Prof. Dr. Tanja Segmüller
Hochschule für Gesundheit, University of Applied Sciences, Bochum, Germany

ISBN 978-3-662-57788-2   ISBN 978-3-662-57789-9 (eBook)
https://doi.org/10.1007/978-3-662-57789-9

Die Deutsche Nationalbibliothek verzeichnet diese Publikation in der Deutschen Nationalbibliografie; detaillierte bibliografische Daten sind im Internet über http:// dnb.d-nb.de abrufbar.

Springer
© Springer-Verlag GmbH Deutschland, ein Teil von Springer Nature 2019

Umschlaggestaltung: deblik Berlin
Fotonachweis Umschlag: © WavebreakmediaMicro, Fotolia

Springer ist ein Imprint der eingetragenen Gesellschaft Springer-Verlag GmbH, DE und ist ein Teil von Springer Nature
Die Anschrift der Gesellschaft ist: Heidelberger Platz 3, 14197 Berlin, Germany

Geleitwort

Die Pflege ist enorm in Bewegung, das liegt an gesellschaftlichen und sozialen Entwicklungen wie dem demographischen Wandel, an wirtschaftlichen und arbeitsmarktbezogenen Tendenzen und nicht zuletzt an pflegewissenschaftlichen, pflegepraktischen und medizinischen Fortschritten. Ein deutliches Anzeichen für die wachsende Bedeutung der Pflege besteht darin, dass das Feld, das Bild und der Beruf der Pflege in jüngerer Zeit auch aus den Perspektiven weiterer Disziplinen beleuchtet worden sind, etwa der Arbeitspsychologie und der Professionsforschung. Sie liefern wichtige Denkanstöße, um Berufe und Organisationen im Pflegebereich zu professionalisieren.

Eine praxisrelevante Erkenntnis besteht darin, dass die verschiedenen Anforderungen an berufstätig Pflegende häufig miteinander unvereinbar sind. Mehrdeutige und sich widersprechende Erwartungen erzeugen bei Pflegende wiederkehrendem Dilemmata, verbunden mit dem Druck, situativ sowie eilig entscheiden und handeln zu müssen. Daraus resultieren alltägliche Entscheidungsunsicherheiten, damit verbundenes Stresserleben und selbstverständlich auch Anfälligkeiten für Fehler. Pflegende benötigen deshalb regelmäßige Denk- und Reflexionsräume, um sich mit den Erwartungsgeflechten ihres beruflichen Alltags kritisch und systematisch auseinanderzusetzen und um konkrete Lösungswege zu entwickeln, damit sie wieder handlungsfähig werden. Dies dient dazu, die Arbeitsfähigkeit und die Kompetenzen der Pflegenden zu erhalten und weiterzuentwickeln und ist gleichzeitig ein Beitrag zur Qualitätsentwicklung.

Die gezielte Selbstreflexion beruflichen Handelns wird zu einem bedeutsamen Faktor in der Pflege. Ein geeignetes Verfahren hierfür ist kollegiale Beratung, bei der sich Pflegende im Rahmen einer Gruppe wechselseitig und systematisch zu Fällen aus ihrer Berufspraxis beraten. Charakteristisch für kollegiale Beratung sind deren Reflexions- und Ergebnisorientierung, ein strukturierter Ablauf und die Beratung in verteilten Rollen, mit denen die beratenden Gruppenmitglieder Ideen, Anregungen und Perspektiven anbieten, um der beratenen Person zieldienliche Handlungs- und Bewertungsoptionen zu deren Praxissituation zu eröffnen.

In der Pflege ist der Begriff des Falls gebräuchlich und alltäglich. Das Verständnis von Fällen in kollegialer Beratung ist davon jedoch zu unterscheiden. Ein Fall in der Pflege umschließt Aspekte wie den Verlauf und die Prognose der Pflegebedürftigkeit, gewählte Pflegemaßnahmen, womöglich medizinische Diagnosen und Interventionen, pharmakologische und therapeutische Überlegungen und vieles andere mehr. Selbstverständlich spielen auch die Pflegeinstitution (ambulant oder stationär), der Alltag darin und das soziale Umfeld der Pflegebedürftigen eine Rolle.

Das Fallverständnis bei kollegialer Beratung ist jedoch ein anderes als das Verständnis von Fällen in der Pflege. Der pflegerische Fall ist in gewissem Sinne (nur) der Hintergrund für den Fall, der kollegial beraten wird. Unterschied und Beziehung von pflegerischem Fall und dem Fall für kollegiale Beratung lässt sich vielleicht am besten mit einer Frage illustrieren: „Welchen Fall hast Du mit dem (Pflege-)Fall?" In kollegialer Beratung wird also nicht der gesamte pflegerische Fall zum Thema, sondern „nur" das aktuelle und konkrete Anliegen, das eine Pflegende zur Reflexion in die kollegiale Beratung einbringt.

Kollegiale Beratung bietet einen organisierten Rahmen, in dem aktuelle und besondere berufliche Situationen einzelner Pflegender gezielt und kooperativ reflektiert werden. Sie ist gleichzeitig Austauschs- und Lernort für die Entwicklung von beruflichen Kompetenzen und Maßnahme zur Verminderung beruflicher Beanspruchungen. Regelmäßige kollegiale Beratung in einem Team oder einer Berufsgruppe der stationären oder ambulanten Pflege ist zugleich Beitrag und Merkmal für eine Professionalisierung der Reflexion beruflicher Tätigkeit. Kollegiale Beratung fördert die in der Pflege zunehmend wichtige Kompetenz der Reflexionsfähigkeit.

Angesichts der Verdichtung von Arbeit in der Pflege entsteht daraus ein neues Dilemma. Die systematische Reflexion beruflicher Tätigkeit im Rahmen von kollegialer Beratung, aber auch in angeleiteter Supervision sowie in strukturierten Fallbesprechungen, ist äußerst gewinnbringend, erfordert jedoch Zeit und Aufmerksamkeit. Kollegiale Beratung muss, um einen angemessenen Reflexionsraum bieten zu können, in die Arbeitsorganisation und die Dienstpläne der Pflegeorganisation passen. Sie braucht die Bereitschaft, die Überzeugung, den Willen und das Engagement nicht nur der teilnehmenden Pflegenden, sondern auch des Managements und der Verantwortlichen. Wenn auch die Idee selbstgesteuerter kollegialer Beratung bestechend einfach klingt, so erfordert es gleichfalls Systematik, Organisationstalent, Ausdauer und nicht zuletzt Investitionen, um kollegiale Beratung einzuführen und beizubehalten. Nicht in jeder Station oder Organisation wird es gelingen, kollegiale Beratung erfolgreich zu verankern, aber dort, wo es gelingt, die notwendigen Rahmenbedingungen zu gestalten, wird kollegiale Beratung ein Gewinn für Pflegende, Organisation und nicht zuletzt Patientinnen und Patienten sein.

Seit gut 20 Jahren vermittle ich die Idee von und ein Konzept zu kollegialer Beratung an Mitarbeitende und Führungskräfte sehr unterschiedlicher Berufe, Ebenen und Branchen. Darunter waren Pflegende aus klinisch-stationären Teams sowie Pflegedienst- und Einsatzleitungen aus der ambulanten Pflege. Die im Rahmen von Einführungen zu kollegialer Beratung vorgestellten Fälle der Pflegenden und Pflegeführungskräfte sowie der Zuspruch zu kollegialer Beratung haben mich davon überzeugt, dass kollegiale Beratung in der Pflege einen größeren Raum einnehmen sollte.

Prof. Dr. Kim-Oliver Tietze
Hamburg, im Mai 2018

Geleitwort

Kollegiale Beratung – ein Königsweg für die Pflegeberufe

Bis in die Mitte des 20. Jahrhunderts verstanden sich die Pflegeberufe als Unterstützung des Arztes und dienten stumm – Grundlagen sprechender Arbeit wurden nicht vermittelt. Sicherlich redeten Pflegende immer schon mit Patienten, Bewohnern und Angehörigen, dies geschah und geschieht aber immer noch zufällig und „aus dem Bauch heraus" und in unterschiedlicher Qualität.

Durch das Aufkommen von Pflegetheorien und die Methodik des Pflegeprozesses wurde die Kategorie „Kommunikation" deutlicher und Gespräche wurden aufgewertet. Ich erinnere mich noch gut an die allerersten Übungen zu Pflegeanamnesen Anfang der 80er-Jahre: Kollegen und Kolleginnen scheuten diese Gespräche, fühlten sich unfähig, strukturiert mit Kranken zu sprechen. Heutzutage sind diese hoffnungsvollen Ansätze fast wieder verschwunden, einer Ökonomisierung und unerträglichen Kürzung der Pflege geopfert – allerdings auch nicht verteidigt von den Berufspflegenden.

Andererseits hat der Pflegebedarf stark zugenommen, es wird klarer, was Pflegebedürftigkeit ausmacht – inzwischen arbeiten mehr Pflegende im „arztfreien" Raum, in der häuslichen Versorgung oder in Altenheimen. Auch hier gehört das Sprechen zum Kerngeschäft, aber auch nach 50 Jahren gibt es kaum verbreitete Konzepte, die Pflegewissenschaft beschäftigt sich nur marginal mit der Interaktionsarbeit, stattdessen existiert ein Flickenteppich von Ansätzen aus anderen Feldern.

Hilfreich sind auch die Erkenntnisse aus der Hirnforschung: Es ist nicht egal, wie wir miteinander umgehen! Gedanken und Gefühle können Handlungen und unseren körperlichen Zustand beeinflussen. Pflegende bereits, dass Ablenkung Schmerzen lindern, Humor das Aufstehen erleichtern und ein gutes Gespräch Appetit oder Schlaf fördern können. Es gibt täglich neues Wissen zur Bedeutung von Interaktion und es wäre dringend nötig, dieses in Pflege und Medizin umzusetzen. Dabei arbeiten Pflegende oft am Limit, in extrem belastenden Situationen mit Schwerstkranken und betroffenen Familien. Lediglich im Hospiz- und Palliativbereich scheint sich die Erkenntnis durchzusetzen, dass Supervision und Austausch nötig sind, um ein Ausbrennen zu verhindern. Für andere Berufsgruppen, etwa in der Sozialarbeit, wird dies bereits selbstverständlich reklamiert. Dabei wird Reflexion in allen Bereichen der Pflege gebraucht. Noch immer wird Interaktionsarbeit kaum dokumentiert und nicht öffentlich gemacht. Von außen wird der Pflegeberuf als reines Handwerk gesehen.

Seit Jahren plädiere ich für eine Verbreitung der kollegialen Beratung in der Pflege – wohlwissend, dass kaum Zeit ist, Pflegende aus der Versorgung dafür freizustellen. Aber es ist umgekehrt: Eine Anerkennung der umfassenden Arbeit und die Chance zur Weiterentwicklung würde Pflegende eher im Beruf halten und das Feld für den Nachwuchs attraktiver machen, von zahlreichen Bildungsmaßnahmen abgesehen.

Kollegiale Beratung versteht sich ja als Unterstützung durch „Gleiche" und genau hier liegt das Wertvolle. Menschen aus gleichen Arbeitszusammenhängen verstehen die Probleme, können sich hineindenken, haben vielleicht auch Lösungen ausprobiert – dass eine Gruppe Ideen potenziert, ist ja schon lange bekannt. Pflege bildet ein komplexes Setting, das für Außenstehende schwer zu durchschauen ist.

Einen „Guru" von extern einzuladen ist manchmal gut, aber in der Bearbeitung alltäglicher Probleme ist die kollegiale Beratung überlegen. Dabei ist darauf zu achten, dass die Ebene beibehalten wird, also: Stationsleitungen für sich, Wundtherapeutinnen untereinander, Pflegedirektoren als Gruppe usw. Vor allem darf die kollegiale Beratung nicht verwechselt werden mit Fallbesprechungen, auch diese „Sprecharbeit" ist ja relativ neu in der Pflege. Leider wird in Veröffentlichungen immer beides vermischt. Im Bereich der Pflegeversicherung werden dokumentierte Fallbesprechungen bei Patienten-Bewohner-Problemen gefordert. Auch dies geschieht in unterschiedlicher Qualität, oft ultrakurz und nebenbei.

Die kollegiale Beratung bezieht sich auf das persönliche Verhalten des beruflich Tätigen, nicht auf Pflegeprobleme des Klienten. Wichtig ist, dass die kollegiale Beratung als Konzept dauerhaft implementiert wird, nicht nur als Möglichkeit alle paar Monate. Dass sie zusätzlich auch noch „leicht und günstig" zu haben ist, mag ein guter Nebeneffekt sein. Mich selbst hat dabei das „Wachstum" der Pflegenden begeistert, sie erleben sich in einer neuen Rolle, lernen zu moderieren, fühlen sich ernst genommen. Kollegiale Beratung wertet Pflegearbeit auf.

Tietze weist zu Recht immer wieder daraufhin, dass Interventionen der kollegialen Beratung „künstliche Gespräche" sind. Sie folgen einem definierten Ablauf und das ist wichtig. Gerade in der Pflege läuft vieles „nebenbei", existenzielle Fragen werden in der Rauchpause erledigt, gestresste Kollegen beim Frühstück wieder aufgebaut. Das reicht nicht für eine dauerhafte Berufszufriedenheit.

Die kollegiale Beratung kann hier einen geeigneten Rahmen bieten, sie sollte schon in den Ausbildungen gelehrt und breit eingeführt werden.

Für die Weiterentwicklung eines Feldes gibt es nichts Hochwertigeres als eine reflektierte Praxis. Hier werden Probleme und Möglichkeiten aufgedeckt, Forschungsvorhaben und Theoriebildung angeregt. In der Pflege ist dies noch kaum angekommen – im Gegenteil, Berufsanfänger gelten seit 50 Jahren als „ausgelernt". In der Ausbildung haben sie tradiertes Wissen übernommen. Eine professionelle Performance entsteht erst im Laufe der Berufsjahre, viele andere Berufsbereiche haben dies erkannt. Die kollegiale Beratung gehört in diesen Entwicklungshorizont, zusammen mit Mentoring, Fehlerkultur oder gegenseitigem Hospitieren.

Mit Interesse verfolge ich die Forderungen nach Robotik in der Pflege. Diese Entwicklung wird stark finanziell gefördert, resultiert aber ebenfalls aus einer falschen Wahrnehmung des Pflegeberufs. Maschinen sollen die routinierte Handarbeit ersetzen, Interaktionen scheinen nicht so wichtig.

Vielleicht können Pflegeroboter 8.0 in vielen Jahrzehnten einiges ersetzen – das werde ich Gott sei Dank nicht mehr erleben. Aber schon jetzt kann gesagt werden, dass künstliche Intelligenz noch sehr lange nicht in der Lage sein wird, in Metakommunikation zu gehen. Das Sprechen über Kommunikation erfordert viel Erfahrung, Sensibilität und situative Resonanz – Pflegende sind darauf „programmiert", sie brauchen aber Zeit und Raum.

Prof. Dr. Angelika Zegelin
Dortmund, im Mai 2018

Vorwort

„Pflege ist Kommunikation – immer", das ist ein Satz, den wir in unserer Pflegeausbildung interessanterweise nicht gehört haben, auch wenn er für viele Pflegende eine der wichtigsten Motivationen war, den Pflegeberuf zu ergreifen. Wir haben Muskeln gelernt, Krankheitsbilder studiert und Pflegeinterventionen durchgenommen. Psychologische Aspekte der Interaktionsarbeit in der Pflege wie auch der nötigen Selbstpflege spielten eher eine untergeordnete Rolle. In der Praxis zeigte sich uns schon sehr schnell, wie herausfordernd es sein kann, mit Menschen zu kommunizieren, insbesondere dann, wenn man ihnen, wie im Pflege- oder auch im Hebammenberuf häufig, in intensiven emotionalen Situationen begegnet: Glück, Leid, Hoffnung, Schmerz, Trauer, Resignation, Freude.

Es zeigte sich uns auch sehr schnell, dass diese Gefühle nicht nur Patienten und ihre Angehörigen betreffen, sondern auch uns als Pflegende. Besonders die Häufung der sehr intensiven Kontakte machte sich sehr schnell bemerkbar. Ausgesprochen oder unausgesprochen stellte sich die Herausforderung, wie es gelingen kann, damit umzugehen und die eigene Gesundheit zu erhalten. Das Erlebte im Privaten in der Familie zu besprechen ist nur eine begrenzte Lösung. Leid, Gebrechen, Krankheit, Schmerz, Körperlichkeit – vieles, was den Pflegeberuf neben den zweifelsohne auch sehr häufigen glücklichen Momenten auszeichnet, sind keine Gesprächsthemen für eine Party oder den Kaffeetisch. Im Kollegenkreis auf Feiern oder beim gemeinsamen Essen war dies interessanterweise anders. Wie leicht war es dort, im geschützten Kollegenkreis mit der gleichen Sprache und ähnlichen Erfahrungen zu reden, Gefühle zu teilen und sich Mut und Rat zu holen.

Der besondere Wert der Interaktionsarbeit in der Pflege wurde uns erst im Studium der Pflegewissenschaft an der Universität Witten-Herdecke deutlich. Vor allem Prof. Angelika Zegelin führte uns vor Augen, dass Pflege im Kern ein sprechender Beruf ist. Internationale Ansätze der Patienten- und Familienedukation machen es uns deutlich: In der Pflege gibt viel zu erklären, viel anzuleiten und viel zu beraten. Häufig findet diese wichtige Arbeit in Deutschland nebenher statt.

In einer kleineren praktischen Forschungsübung baten wir Pflegende, auf einer herzchirurgischen Station in einem Krankenhaus immer aufzuschreiben, wenn sie einem Patienten oder Angehörigen eine Beratung gaben. Nach einer Woche sammelten wir die Erhebungsbögen ein – und alle Zettel waren leer! In dem Wissen, dass Patienten operiert wurden oder Entlassungen mit Angehörigen zusammen zu planen waren, haben wir die Pflegenden bei der Übergabe direkt befragt, ob sie denn mit den Patienten nicht sprechen würden. Die Reaktion war eindeutig: „Selbstverständlich sprechen wir mit Patienten und Angehörigen, sehr viel sogar, beim Wachen, bei der Mobilisation, beim Essenanreichen, aber das ist doch keine Beratung!" Vielen Pflegenden ist der hohe Wert ihrer Interaktionsarbeit nicht bewusst. Werden Patienten, Bewohner und Angehörige direkt danach gefragt, sagen sie uns dagegen sehr deutlich, wie wichtig ihnen die vielen kleinen Gespräche sind, um die Herausforderung der Erkrankung oder des Gebrechens im Alltag besser meistern zu können.

Im Rahmen unserer gemeinsamen Aktivitäten der Sektion BIS – Beraten, Informieren und Schulen der Deutschen Gesellschaft für Pflegewissenschaft, haben wir seit 2010 praktikable Instrumente gesucht, wie Beratung in der Pflege besser gelingen kann. Mit der lösungsorientierten Beratung, vertreten von dem Diplompsychologen Günther Bamberger, lernten wir einen Ansatz kennen, der verlockend klang: lösungsorientiert! Unsere ursprüngliche Idee war es, dieses Konzept einfach in die Pflege zu tragen, als wir damals mit Prof. Zegelin auf Günther Bamberger zugegangen sind. Schnell haben wir von Bamberger gelernt, dass ein so einfacher Übertrag in die Pflege nicht möglich ist, da es immer gilt, das Spezifische des Beratungssettings herauszuarbeiten. Beratung im Krankenhaus oder in der stationären Altenpflege ist dann eben doch etwas ganz anderes als die Beratung zu einem neuen Mobilfunkvertrag.

Entstanden ist aus dieser fruchtbaren Begegnung ein bis heute andauernder intensiver Prozess der Zusammenarbeit, indem die Wittener Werkzeuge als ein spezifischer Beratungsansatz in der Pflege aus der Begegnung von Psychologie und Pflege entstanden sind.

Günther Bamberger war es dann auch, der uns erstmals mit der Frage konfrontierte, welches Instrument Pflegende nutzen, um sich Feedback einzuholen und die eigene Qualität zu stärken. Fortbildungen gibt es hier und da, auch zu Themen der Kommunikation, vereinzelte Mitarbeitergespräche, Supervision kann man in Konfliktsituationen finden, Coaching oder Vergleichbares gibt es in der Pflege wenig. Bei unserer Suche nach einem möglichst praxisorientierten Ansatz der Selbstpflege durften wir in Prof. Dr. Kim-Oliver Tietze einen zentralen Vertreter der kollegialen Beratung kennenlernen. Er begleitete und unterstützte fortan unsere Arbeit, galt es doch, die kollegiale Beratung für die Pflege in Deutschland wiederzuentdecken. Das erste Buch mit einer Beschreibung der kollegialen Beratung geht auf amerikanische Pflegende zurück. 1985 veröffentlichte ein Team von Pflegenden um Joyce Shields das Buch *Peer consultation in a group context. A guide for professional nurses.*

Warum ist kollegiale Beratung für die Pflege wichtig? Für Tietze war es klar: „Um berufliche Kompetenzen zu stärken und Beanspruchungen zu vermindern, brauchen Pflegende Raum für regelmäßige, systematische und stützende Reflexion pflegerischer Praxis im Kreis von Kolleginnen und Kollegen."

Wir danken Prof. Dr. Tietze für seine intensive Unterstützung, Begleitung, Neugier und Begeisterung, die er in uns geweckt hat und laden Sie ein, kollegiale Beratung in der Pflege einzuführen. Trauen Sie sich, im Team die Erfahrung zu machen, strukturiert von den Erfahrungen und Kompetenzen Ihrer Kollegen zu lernen und so die Professionalisierung weiter zu entwickeln.

Das Buch wendet sich an Pflegende in den unterschiedlichen Bereichen und Versorgungsformen vom Krankenhaus über die ambulante Pflege bis in die stationäre Altenpflege. Darüber hinaus ist kollegiale Beratung aber auch für Hebammen, Physiotherapeuten oder ähnliche nichtärztliche Gesundheitsfachberufe interessant. Überall dort, wo im Gesundheitswesen Kommunikation mit Patienten, Angehörigen, Klienten und auch Kollegen relevant ist und Fachwissen gefordert wird, sind wir sicher, mit der kollegialen Beratung ein gewinnbringendes Instrument der Qualitätsentwicklung und Gesundheitsförderung anbieten zu können.

Im Sinne einer besseren Lesbarkeit der Texte wurde die männliche Form von personenbezogenen Hauptwörtern gewählt. Dies impliziert keinesfalls eine Benachteiligung des jeweils anderen Geschlechts. Frauen und Männer mögen sich von den Inhalten unseres Buches gleichermaßen angesprochen fühlen.

Andreas Kocks, Prof. Dr. Tanja Segmüller
Bonn, im Mai 2018

Inhaltsverzeichnis

Mitarbeiterverzeichnis

Axel, Doll, Dipl.-Pflegepädagoge, Gesundheits- und Fachkrankenpfleger Onkologie/ Palliative Care
Zentrum für Palliativmedizin
Uniklinik Köln
Köln
axel.doll@uk-koeln.de

Anke, Höhne, Dr. phil. Dipl. Soz.
Fachbereich Gesundheit und Pflege
HFH Hamburger Fern-Hochschule
Hamburg
anke.hoehne@hamburger-fh.de

Andreas, Kocks, Pflegewissenschaftler (BScN, MScN), Krankenpfleger
Universitätsklinikum Bonn (AöR)
Pflegedirektion, Stab Pflegewissenschaft
Bonn
andreas.kocks@ukbonn.de

Tanja, Segmüller, Prof. Dr.
Department of Community Health
Hochschule für Gesundheit
Bochum
tanja.segmueller@hs-gesundheit.de

Susanne, Vollmer, Pflegewissenschaftlerin (BScN), Krankenschwester, Pflegeberaterin
Pflegeberatung
Soest
sv.matten@web.de

Angelika, Zegelin, Prof. Dr.
Department für Pflegewissenschaft
Universität Witten Herdecke
Witten
Angelika.Zegelin@uni-wh.de

Einführung in die kollegiale Beratung

Andreas Kocks, Tanja Segmüller

© Springer-Verlag GmbH Deutschland, ein Teil von Springer Nature 2019
A. Kocks, T. Segmüller (Hrsg.), *Kollegiale Beratung im Pflegeteam*
https://doi.org/10.1007/978-3-662-57789-9_1

Der Beruf der Gesundheits- und Krankenpflege ist herausfordernd und anspruchsvoll. Unterstützungs- und Beratungsbedarfe von Patienten, Angehörigen und auch Kollegen nehmen zu, gleichzeitig entwickeln sich die therapeutischen Möglichkeiten kontinuierlich weiter. Um den komplexen Anforderungen des Pflegeberufes gerecht zu werden, brauchen Pflegende ein Instrument, das ihnen regelmäßig Feedback und eigene Beratung gibt.

» Mit nur einer Hand lässt sich kein Knoten knüpfen.
(Sprichwort aus der Mongolei)

Die Herausforderungen an beruflich Pflegende nehmen stetig zu. Die Unterstützungsbedarfe von Patienten und Bewohnern werden komplexer, die therapeutischen Möglichkeiten steigen, gleichzeitig gilt es – bei oftmals sehr begrenzten Rahmenbedingungen, die bestmögliche Evidenz und Versorgungsqualität für Patienten, Angehörige und auch Kollegen zu finden (Rohde und Kocks 2015). Dies wirft in der täglichen Arbeit zahlreiche Fragen auf: Welche Intervention ist für welche pflegerische Fragestellung die richtige? Welche anderen, vielleicht noch besseren Lösungsmöglichkeiten gibt es? Wie kann den Erwartungen und Bedürfnissen von Patienten, Angehörigen, Kollegen und mir selbst bestmöglich Rechnung getragen werden?

Hinzu kommt, dass Pflegende immer wieder erleben, dass unterschiedliche Zielsetzungen aufeinandertreffen, die kaum gleichzeitig oder gar vollständig erreicht werden können. Wie ist eine betroffene Angehörige umfassend zu trösten, wenn gleichzeitig noch zehn Patienten aufgenommen werden müssen? Wie sollen Pflegequalität und Patientensicherheit gesteigert werden, wenn mit Aushilfspersonal gearbeitet wird? Viele dieser Situationen können sehr gut als Dilemmata bezeichnet werden, also als Situationen, in denen weder der eine noch der andere Weg die beste anzustrebende Wahl darstellen. Pflegende können dies gerade vor dem hohen Anspruch an die Qualität der eigenen Arbeit als sehr belastend und stressfördernd erleben (Hasselhorn et al. 2003; Borchart et al. 2011; Li et al. 2011; Galatsch et al. 2013; Zander und Busse 2014).

Häufig müssen solche Probleme allein bewältigt werden, obwohl gerade der Pflegeberuf im Krankenhaus oder in der stationären Altenpflege als ein Teamberuf anzusehen ist (Lexa 2014; Werner 2014). Eine Ratsuche bei Kollegen erfolgt, wenn überhaupt, zumeist eher beiläufig in Form von „Zwischen- Tür- und- Angel-Gesprächen" oder Randgesprächen mit einzelnen Teammitgliedern bei der Schichtübergabe. Dabei sind Teams eine reiche Quelle von Fachwissen und Erfahrungen. Sie können kollegiale Unterstützung bieten. Es scheint vermessen, zu erwarten, dass einzelne Pflegende alleine für sich über alle nötigen Antworten verfügen. Dies lässt doch die Chance aus, sich von Erfahrungen und dem Wissen der Kollegen inspirieren und bereichern zu lassen.

1.1 Pflege ist Interaktion

Pflege ist zu wesentlichen Teilen Kommunikation und Interaktion mit Patienten, Angehörigen und Kollegen. Für diese wichtige psychosoziale Interaktionsarbeit brauchen Pflegende Instrumente, die ihnen Rückmeldung geben und ihre Fachkompetenz weiter entwickeln. Kollegiale Beratung ist demnach immer auch Personalentwicklung.

Dass der Beruf der Gesundheits- und Krankenpflege komplex und anspruchsvoll ist, erschließt sich in der gesellschaftlichen und zumeist auch politischen Diskussion häufig erst in der eigenen Betroffenheit. Immer wieder wird Pflege auf das rein händische Tun im Sinne eines Handwerks reduziert, dabei ist gerade der Pflegeberuf zu einem hohen Maß von Interaktion und damit auch psychischen und sozialen Aspekten geprägt (Abt-Zegelin 2009; Kocks und Abt-Zegelin 2012; Altmann und Roth 2014; Altmann 2015; Kocks et al. 2017; Strohbücker et al. 2018). Dieser Anspruch an den Pflegeberuf spiegelt sich in einem Bedarf an Qualifikation, Erfahrungen und Kompetenzen (Kellerer et al. 2018; Olbrich 2018).

Pflegerische und medizinische Tätigkeiten sind immer begleitet von Gesprächen. In erster Linie sind es die direkten Auseinandersetzungen mit den betroffenen Patienten oder den Bewohnern. Welche Hoffnungen haben sie? Welche Ängste und Enttäuschungen? Interaktionsarbeit ist im pflegerischen Kontext selten das bewusst geplante Gespräch am Tisch, sondern umfasst insbesondere die vielen kleinen handlungsbegleitenden Sequenzen, wie etwa bei der Mobilisation, beim Verbandwechsel oder bei der Waschhilfe im Badezimmer. Pflege ist ohne Interaktion und empathisches Einfühlen nicht vorstellbar (Tolsdorf et al. 2009; Abt-Zegelin 2013; Abt-Zegelin und Kocks 2013; Bamberger 2013; Kocks et al. 2017).

Hinzu kommen die vielen Gespräche mit Familienmitgliedern und Angehörigen. Ihre Bedürfnisse, Wünsche und Erwartungen sind für die pflegerische Arbeit äußerst relevant. Denken Sie nur an die sorgenvollen Eltern eines erkrankten Kindes, die Gefühle der erwachsenen Kinder beim Heimeinzug der Eltern oder die Angehörigen auf einer Intensivstation (Juchems 2012; Lücke 2015; Abt-Zegelin 2016; Rohde 2017). Kommunikation und die direkte Auseinandersetzung der Pflegenden mit den Bedürfnissen der Betroffenen ist ein inhärentes Element jeder Pflegesituation (Kocks et al. 2017).

Zu guter Letzt gilt es auch, die vielen Gespräche mit Kollegen innerhalb der eigenen Profession wie auch mit Kollegen aus anderen Gesundheitsberufen zu führen. Berufliche Pflege ist meist Teamarbeit, die sich auf viele Personen verteilt. Dies bedeutet im Sinne der Professionalität und Interprofessionalität Abstimmungen, Auseinandersetzungen, Absprachen oder auch Weiterleitungen.

Es lässt sich festhalten, dass beruflich Pflegende auch in psychosozialen Aspekten ihrer Arbeit viel mehr Unterstützung benötigen. Supervision, Selbstpflege, Coaching und ähnliches gibt es zwar sehr vereinzelt, z. B. im palliativen Setting oder der Psychiatrie, aber als regelhaftes akzeptiertes Angebot finden sie bisher in der Breite nicht statt. Das ist fatal, da gerade das Ungleichgewicht zwischen persönlichem Ethos (Anspruchshaltung an den Beruf) und den tatsächlichen Rahmenbedingungen („nurses to patient ratio") zu Frustration und mittelfristigem Verlassen des Berufs führen (Hasselhorn et al. 2003; Dichter 2010; Ausserhofer et al. 2014; Zander 2017).

Kollegiale Beratung ist somit nicht zuletzt ein effektives und wirkstarkes Instrument der Personalentwicklung (Kumpf et al. 2014; Aner et al. 2015; Schuster 2016; Tietze 2018). Pflegende, die während der Arbeitszeit und am Arbeitsort Raum haben, um sich über Erlebnisse im Beruf auszutauschen, gehen mit dem Gefühl nach Hause, dass sie mit dem Erlebten nicht allein sind. Sie erfahren Rückhalt im Team und generieren gemeinsam Lösungen. Damit dies gelingen kann, benötigen sie Instrumente wie die kollegiale Beratung.

1.2   Pflege benötigt Fachwissen und Reflexion

Die umfangreichen und komplexen Anforderungen an den Pflegeberuf spiegeln sich in einer zunehmenden Professionalisierung und Qualifizierung. Gleichzeitig wächst das zur Verfügung stehende Wissen durch neue Studienergebnisse kontinuierlich. Es braucht eine neue Kultur, die berufliche Praxis aus der Profession Pflege selbst heraus kritisch zu hinterfragen und mit Neugier und Begeisterung fortwährend weiterzuentwickeln.

Mittlerweile zeichnet sich auch in Deutschland eine deutliche Tendenz zur Professionalisierung der Gesundheitsberufe wie Pflege und Hebammen ab (Darmann-Finck 2012; Sottas et al. 2013; Sottaset al. 2013; Deutsche Gesellschaft für Pflegewissenschaft 2016). Dazu gehört sowohl die immense Zunahme an neuem Wissen und Studienergebnissen als auch die Zunahme hochschulischer Qualifikationen in Pflege und Hebammenwesen. Diese Entwicklung trägt den Anforderungen der Gesundheitsversorgung einer älter werdenden Bevölkerung mit chronischen und komplexen gesundheitlichen Versorgungsbedarfen Rechnung. Studienergebnisse und internationale Standards bestätigen diese Entwicklung. Qualifikationen, Personalausstattung und der aktive Umgang mit neuem Wissen haben Auswirkung auf die Ergebnisqualität (Aiken et al. 2009; Aiken et al. 2014; Kocks et al. 2014; Cho et al. 2015; Aiken et al. 2018). Auch in den hochschulischen Qualifikationen der Pflege wird Potenzial gesehen, die gesundheitliche Versorgung und die gesundheitliche Lage der Bevölkerung zu verbessern.

Interessanterweise gibt es auch klare Hinweise, dass die subjektiv empfundene Qualität der eigenen Arbeit Auswirkungen auf die Berufszufriedenheit bis hin zur Gesundheit der Pflegenden hat (Ausserhofer 2012; Bode 2016; Kocks 2016; Isfort 2017; Thiry 2017).

Der Pflegeberuf in Deutschland steht vor der Herausforderung, seinen Umgang mit Fragen und der nötigen Neugier, Mut und Beharrlichkeit in der Antwortsuche als Teil seiner beruflichen Identität neu zu entdecken und dabei die berufliche Selbstsorge stets im Blick zu haben.

1.3 Warum kollegiale Beratung in der Pflege?

Um den gestiegenen Anforderungen in der Pflege gerecht zu werden, ihre eigenen Kompetenzen zu stärken sowie die Gesundheit zu erhalten, brauchen Pflegende einen Raum und ein System zum regelmäßigen Austausch. Kollegiale Beratung entwickelt sich aus der Gruppe heraus und stellt ein niedrigschwelliges Verfahren da, das im Krankenhaus, in der ambulanten Versorgung oder stationären Altenpflegeeinrichtung Anwendung finden kann.

» Um berufliche Kompetenzen zu stärken und Beanspruchungen zu vermindern, brauchen Pflegende Raum für eine regelmäßige, systematische und stützende Reflexion pflegerischer Praxis im Kreis von Kolleginnen und Kollegen. (Prof. Dr. Kim-Oliver Tietze)

Vor dem Hintergrund der gestiegenen Anforderungen an die Pflege und die Pflegequalität bedarf es verstärkt geeigneterer Verfahren des Austauschs über Herausforderungen und Schwierigkeiten der beruflichen Praxis. Eine systematische Methode der gegenseitigen Unterstützung stellt die kollegiale Beratung dar. Mit ihr bietet sich die Möglichkeit zur professionellen Bewältigung beruflicher Herausforderungen, Problemen oder Aufgaben auf der kollegialen Ebene. Einem festen Ablaufschema folgend, werden Praxisfragen gemeinsam reflektiert und Lösungsmöglichkeiten im Austausch entwickelt. Da die kollegiale Beratung in der Regel keinen professionellen Begleiter benötigt, sondern auf die vielfältigen Erfahrungen der Gruppe und die Gleichberechtigung der Mitglieder setzt, stellt sie ein niedrigschwelliges Verfahren dar. Durch das gemeinsame Lösen von Problemen können sowohl Kollegialität als auch personale Kompetenzen gestärkt und gefördert werden (Tietze 2018).

Für Gesundheits- und Pflegeeinrichtungen, die sich für die Einführung der kollegialen Beratung interessieren, stellt sich die Frage nach einer angemessenen Vorgehensweise. Ziel dieses Buches ist es daher, Interessierten (z. B. Pflegeteams, Krankenhäusern und Pflegeeinrichtungen) das nötige Rüstzeug für eine gelingende Implementierung an die Hand zu geben. In vielen Berufen ist kollegiale Beratung ein verpflichtender gängiger Standard.

Dazu stehen im ersten Teil des Buches die theoretischen Grundlagen der kollegialen Beratung im Mittelpunkt. Nach einer definitorischen Klärung und Abgrenzung zu anderen Begrifflichkeiten werden die Ziele und Adressaten sowie theoretische Konzepte und Methoden der kollegialen Beratung vorgestellt.

Der zweite Teil thematisiert die praktische Einführung der kollegialen Beratung. Nach Vorstellung der Voraussetzungen einer Implementierung sowie deren notwendigen Rahmenbedingungen werden Erläuterungen zu den verschiedenen Rollen, insbesondere der Moderatorenrolle, gegeben. Anschließend widmet sich das Lehrbuch im dritten Kapitel der Gestaltung des Ablaufes der kollegialen Beratung und geht der Frage nach, wie kollegiale Beratung als Routine nachhaltig im Pflegealltag verankert werden kann.

Im vierten und fünften Teil werden verschiedene Beispiele aus der Praxis vorgestellt.

Die Fähigkeit zur professionellen Kommunikation und Kooperation gehört heute zu den Schlüsselqualifikationen in der Pflege. Als ein Baustein kann die kollegiale Beratung dazu beitragen, die Professionalisierung der Pflege weiter zu stärken und zu fördern.

1.4   Informationen über die Sektion Beraten, Informieren, Schulen der Deutschen Gesellschaft für Pflegewissenschaft

Die Auseinandersetzung mit der kollegialen Beratung in der Pflege geht auf die Arbeiten zur Thema Patienten- und Familienedukation in der Deutschen Gesellschaft für Pflegewissenschaft (DGP) zurück. Hier werden Beratungs-, Schulungs- und Informationsaktivitäten in der Pflege thematisiert. Als eine nötige Erweiterung der Reflexion und Beratung wurde ein Instrument für die Pflegenden selbst gesucht, wie es die kollegiale Beratung im Kollegenkreis anbietet.

Die Auseinandersetzung mit der kollegialen Beratung, die diesem Buch zugrunde liegt, geht auf die Arbeit der Sektion (Arbeitsgruppe) Beraten, Informieren, Schulen (kurz BIS) der Deutschen Gesellschaft für Pflegewissenschaft (kurz DGP) zurück. Sie wurde im Januar 2007 vor dem Hintergrund der wachsenden Bedeutung pflegebezogener Information, Schulung und Beratung im Kontext der demographischen Entwicklung und Veränderungen im Krankheitsspektrum von einem Personenkreis um Prof. Dr. Angelika Zegelin gegründet (◘ Abb. 1.1). Ein

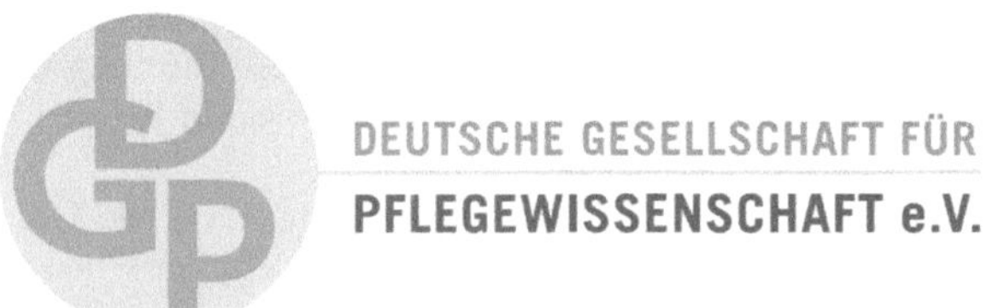

◘ Abb. 1.1   DGP

weiterer Anlass für die Gründung der Sektion war das bisherige Schattendasein edukativer Aktivitäten in Deutschland.

> Deutsche Gesellschaft für Pflegewissenschaft: Sektion BIS, www.dg-pflegewis-senschaft.de/sektionen/klinische-pflege/bis-beratung-information-schulung/

Als Ziele der Sektionsarbeit sind die Förderung und Entwicklung edukativer Aktivitäten in der Pflege sowie die Förderung des wissenschaftlichen Diskurses und der Bearbeitung von edukativen Anteilen in der Pflege zu nennen. Bisherige Arbeitsschwerpunkte waren u. a. die Analyse der Begrifflichkeiten Information, Schulung und Beratung, die Darlegung der Handlungsfelder der klienten- und familienbezogenen Information, Schulung, Beratung und die Bearbeitung neuer Beratungsfelder im SGB XI (Pflegeberatung und Pflegestützpunkte nach § 7a und § 92c). Zudem hat sich die Sektion mit der Analyse der Verankerung edukativer Aktivitäten in der Pflegeausbildung und Analyse der Darstellung edukativer Aktivitäten in Lehrbüchern beschäftigt.

Aktuell beschäftigt sich ein Teil der Sektion in Zusammenarbeit mit dem Diplompsychologen G. G. Bamberger mit der Entwicklung eines spezifischen Rahmenkonzeptes für Beratung in der Pflege. Mit den Wittener Werkzeugen (Donner et al. 2009; Rust et al. 2009; Tolsdorf et al. 2009; Abt-Zegelin und Bamberger 2010; Abt-Zegelin und Kocks 2012; Bamberger 2012; Kocks und Segmüller 2012; Bamberger 2013; Segmüller und Kocks 2013) wurde eine Sammlung von Werkzeugen (Tools) für einen pragmatischen anwendungsorientierten Ansatz im pflegerischen Beratungsgespräch zur Verfügung gestellt (PatientCARE, SelfCARE, TeamCARE). Die Werkzeuge haben sich in verschiedenen Fachdisziplinen wie der Psychologie und der Pädagogik bewährt und sollen gerade den ungeplanten, handlungsbegleitenden (beiläufigen) Charakter vieler Gespräche in der Pflege verdeutlichen. Sind doch Beratung, Informationen und Schulungen vielfach dann am effektivsten und nachhaltig, wenn sie nachgefragt werden und/oder in eine konkrete Situation eingewoben sind (◘ Abb. 1.2).

Im Rahmen dieser Arbeiten hat sich immer wieder die Frage der Qualitätsentwicklung und Qualitätssicherung in der Pflege gestellt. Gerade die herausfordernden Rahmenbedingungen und komplexen Anforderungen des Pflegeberufes bedürfen eines strukturierten Rahmenkonzeptes zur Reflexion und Weiterentwicklung. Für andere Berufsgruppen im Gesundheitswesen, wie beispielsweise die Psychologen, sind eine regelmäßige und strukturierte Selbstevaluation und Coaching vorgeschrieben. Auch wenn der Pflege- oder auch Hebammenberuf ähnliche Anforderungen an Fachkompetenz und Interaktion stellt, sind hier bisher national keine Entsprechungen zu finden. Die aufkommenden Pflegekammern setzten mit der Möglichkeit für verpflichtende Fort-

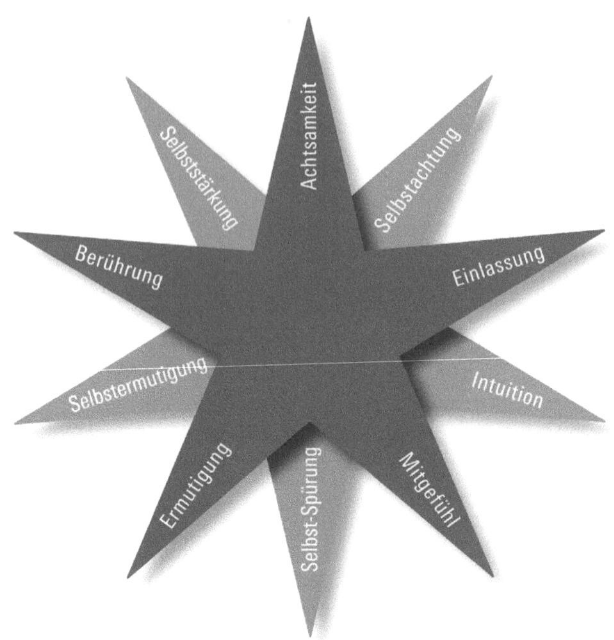

◘ Abb. 1.2 Beratungsstern: Wittener Werkzeuge

bildungen erste zaghafte Ansätze für die nötige Qualitätsentwicklung und Sicherung.

Mit der kollegialen Beratung wurde ein pragmatischer, lösungsorientierter und niedrigschwelliger Ansatz gefunden, der diesem Anspruch gerecht werden kann. Interessanterweise hat die kollegiale Beratung international eine lange Tradition in der Pflege. Die erste Veröffentlichung zur kollegialen Beratung mit einer detaillierten Anleitung und konkreten Umsetzungsschritten wurde 1985 mit dem Titel „Peer consultation in a group context. A guide for professional nurses" von Pflegenden veröffentlicht. Joyce Shields und ihre Kolleginnen beschreiben hier praktisch mit Fallbeispielen und Methodenhinweisen ihre umfänglichen praktischen Erfahrungen und insbesondere die Notwendigkeit einer kollegialen Beratung für Pflegende. An dieser Stelle möchten wir insbesondere Prof. Dr. Kim-Oliver Tietze (Dipl.-Psych.), Organisations- und Personalentwickler mit den Schwerpunkten Organisationsberatung, Führungskräfteentwicklung und Kooperationsförderung für seine Unterstützung und den intensiven Austausch danken. Tietze verfolgt die internationalen Entwicklungen rund um das Konzept der kollegialen Beratung seit mehr als zwanzig Jahren und hat mit seinen Publikationen und Seminartätigkeiten maßgeblich für eine zunehmende Bekanntheit des Konzeptes in Deutschland gesorgt. Seit dem Jahr 2011 stehen die Sektion BIS und die Autoren dieses Buches mit ihm in Kontakt.

Das vorliegende Praxisbuch hat zum Ziel, Sie als Leser für das Konzept zu begeistern, Ihnen die Methode näher zu bringen und Sie zu befähigen, Pflegenden kollegiale Beratung als Instrument von Professionalisierung, eigener Gesundheitsförderung und der Qualitätsentwicklung zur Verfügung zu stellen. Wir sind gespannt auf Ihre Erfahrungen!

Literatur

Abt-Zegelin A (2009) Gespräche sind Pflegehandlungen. Die Schwester Der Pfleger 48(4), 1–4

Abt-Zegelin A (2013) Gespräche in der Pflege: Pflege ist Kommunikation. Die Schwester Der Pfleger 57(7): 636–640

Abt-Zegelin A (2016) Angehörige willkommen heißen: Besucherbroschüren. PflegeIntensiv (3): 22–25

Abt-Zegelin A, Bamberger GG (2010) Gehen Sie ein Stück mit mir …? Beratungsgespräche in der Pflege Teil 3. Die Schwester Der Pfleger, 49(2):128–132

Abt-Zegelin A, Kocks A (2012) „Kann ich kurz was fragen?" Die Wittener Werkzeuge: ein neuer Ansatz für Beratungsgespräche in der Pflege. pflegenetz.care (05):12–14

Abt-Zegelin A, Kocks A (2013) „Ich muss selbst leben, was ich weitergeben soll". Die Schwester Der Pfleger 52(1): 92–95

Aiken LH, Clarke SP, Sloane DM, Lake ET, Cheney T (2009) Effects of hospital care environment on patient mortality and nurse outcomes. J Nurs Adm, 39(7–8 Suppl), S45-51. doi: 10.1097/NNA.0b013e3181aeb4cf

Aiken LH, Sloane DM, Ball J, Bruyneel L, Rafferty AM, Griffiths P (2018) Patient satisfaction with hospital care and nurses in England: an observational study. BMJ Open 8(1), e019189. doi: 10.1136/bmjopen-2017-019189

Aiken LH, Sloane DM, Bruyneel L, Van den Heede K, Griffiths P, Busse R, consortium, RC (2014) Nurse staffing and education and hospital mortality in nine European countries: a retrospective observational study. Lancet 383(9931), 1824–1830. doi: 10.1016/S0140-6736(13)62631-8

Altmann T (2015) Empathie in sozialen und Pflegeberufen: Entwicklung und Evaluation eines Trainingsprogramms. Springer, Wiesbaden

Altmann T, Roth M (2014) Mit Empathie arbeiten – gewaltfrei kommunizieren. Praxistraining für Pflege, Soziale Arbeit und Erziehung (Vol. Stuttgart) Kohlhammer

Aner K, Bettig U, Bogai D, Dilcher O, Engelen-Kefer U, Frommelt M, Wiethölter D (2015) Personalentwicklung in der Pflege: Analysen, Herausforderungen, Lösungsansätze (Vol. Heidelberg) medhochzwei.

Ausserhofer D (2012) Die Faktoren für Pflegequalität und Arbeitszufriedenheit: Erste Hauptresultate von RN4CAST. Krankenpflege SBK = Soins infirmières = Cure infermieristiche 105(7)

Ausserhofer D, Zander B, Busse R, Schubert M, De Geest S, Rafferty AM, consortium, RC (2014) Prevalence, patterns and predictors of nursing care left undone in European hospitals: results from the multicountry cross-sectional RN4CAST study. BMJ Qual Saf, 23(2), 126–135. doi: 10.1136/bmjqs-2013-002318

Bamberger G (2012) Wittener Werkzeuge_ Sich selbst nicht aus den Blick verlieren – Beratung in der Pflege

Bamberger G (2013) Gelingende Kommunikation: Entscheidend ist eine Haltung der Eingelassenheit. Die Schwester Der Pfleger, 57(7), 640–646

Bode A (2016) Arbeitszufriedenheit von Hebammen im Kreißsaal. Die Hebamme: Fortbildungszeitschrift für Hebammen und Entbindungspfleger, 29(2), 118–123

Borchart D, Galatsch M, Dichter M, Schmidt SG, Hasselhorn HM (2011) Gründe von Pflegenden ihre Einrichtung zu verlassen: Ergebnisse der Europäischen NEXTStudie. verfügbar über www.next.uniwuppertal.de/download.php?f=d15ebb922cbacf5ba23abd-9778dc0a60&target=0 4567, letzter Abruf 01.2018

Cho E, Sloane DM, Kim EY, Kim S, Choi M, Yoo IY, Aiken LH (2015) Effects of nurse staffing, work environments, and education on patient mortality: an observational study. Int J Nurs Stud, 52(2), 535–542. doi: 10.1016/j.ijnurstu.2014.08.006

Darmann-Finck I (2012) Wirkungen einer akademischen Erstausbildung von professionell Pflegenden im Spiegel internationaler Studien. Pflege & Gesellschaft, 17(3): 216–232

Deutsche Gesellschaft für Pflegewissenschaft (2016) Die Zukunft der Gesundheitsversorgung – der Beitrag akademisierter Pflegender. Berlin. www.dg-pflegewissenschaft. de/2011DGP/wp-content/uploads/2017/06/WEB_Einzelseiten_DGP_Tagungsdokumentation.pdf

Dichter, M. (2010) NEXT: Burnout von beruflich Pflegenden vor und nach dem Verlassen der Einrichtung. verfügbar über http://www.next.uni-wuppertal.de/download.php?f=b-7d8a5808f20b75a6f6a5bfbb5c52fa0&target=02955, letzter Abruf 01.2018

Donner D, Bamberger GG, Abt-Zegelin A (2009) Ich möchte Vertrauen können... Beratungsgespräche in der Pflege Teil 4. Die Schwester Der Pfleger, 49(2): 438–443

Galatsch M, Li J, Derycke H, Muller BH, Hasselhorn HM (2013) Effects of requested, forced and denied shift schedule change on work ability and health of nurses in Europe – results from the European NEXT-Study. BMC Public Health, 13, 1137. doi: 10.1186/1471-2458-13-1137

Hasselhorn, HM, Tackenberg P, Müller BH (2003) Vorzeitiger Berufsausstieg aus der Pflege in Deutschland als zunehmendes Problem für den Gesundheitsdienst – eine Übersichtsarbeit. Gesundheitswesen 65: 40–46

Isfort M (2017) Arbeitsbedingungen und -zufriedenheit auf deutschen Intensivstationen. Pflegezeitschrift: Fachzeitschrift für stationäre und ambulante Pflege, 70(5): 46–4

Juchems S (2012) Das Potential von Angehörigen nutzen: Angehörigenarbeit auf Intensivstationen. Die Schwester Der Pfleger: die Fachzeitschrift für Pflegeberufe 51(9): 884–885

Kellerer, JD, Raab I, Müller G, Deufert D (2018) Identifikation valider und reliabler Instrumente zur Einschätzung der Kompetenzen professionell Pflegender in Österreich. Pflegewissenschaft, 20(1/2)

Kocks A (2016) EMPATHIE – das Gefühl für Andere. PFLEGEN – Die EFAKS-Zeitschrift (1+2): 4–5

Kocks A, Abt-Zegelin A (2012) Kann ich kurz was fragen? Die Witten Werkzeug: ein neuer Ansatz für Beratungsgespräche in der Pflege. Pflegenetz – Das Magazin für Pflege 05(05): 12–14

Kocks A, Michaletz-Stolz R, Feuchtinger J, Eberl I, Tuschy S (2014) [Nursing, patient safety and the acquisition of nursing-sensitive outcomes in German hospitals]. Z Evid Fortbild Qual Gesundhwes 108(1): 18–24. doi: 10.1016/j.zefq.2014.01.030

Kocks A, Segmüller T (2012) Wittener Werkzeuge – Ein Double Care Beratungsansatz für die Pflege. PADUA, 7(2): 60–63

Kocks A, Segmüller T, Zegelin A (2017) Pflege ist Kommunikation und die Basis für vielschichtige Beratungsmomente. In I. Pick (Hrsg), Beratung in der Interaktion: Eine gesprächslinguistische Typologie des Beratens. Peter Lang, Frankfurt

Kumpf L, Schinnenburg H, Büscher A (2014) Personalentwicklung in Pflege- und Gesundheitseinrichtungen: Erfolgreiche Konzepte und Praxisbeispiele aus dem In- und Ausland (Vol. Berlin u. a.) Springer, Heidelberg

Lexa N (2014) Die Stärke der Gruppe bewusst einsetzen: Der Pflegeberuf ist sehr fordernd. Bewusste Teamarbeit kann jedoch als Ressource zur Burnout-Prophylaxe genutzt werden. Pflegezeitschrift 67(8)

Li J, Galatsch M, Siegrist J, Muller B H, Hasselhorn, HM, European NEXT Study group (2011) Reward frustration at work and intention to leave the nursing profession – prospective results from the European longitudinal NEXT study. [Research Support, Non-U.S. Gov't]. Int J Nurs Stud 48(5): 628–635. doi: 10.1016/j.ijnurstu.2010.09.011

Lücke S (2015) Angehörige sind überlebenswichtig. PflegeIntensiv (4): 7–10

Olbrich C (2018) Pflegekompetenz (Vol. Bern) Hogrefe, Göttingen

Rohde K, Kocks A. (2015) Auf der Suche nach der bestmöglichen Pflege. JuKiP – Ihr Fachmagazin für Gesundheits- und Kinderkrankenpflege, 04(01), 30–32. doi: 10.1055/s-0035-1544963

Rohde KS (2017) Familienintegration braucht gemeinsames Verstehen und Kommunikation. JuKiP – Ihr Fachmagazin für Gesundheits- und Kinderkrankenpflege, 06(03), 110–112. doi: 10.1055/s-0042-123960

Rust L, Bamberger GG, Abt-Zegelin A (2009) Setzen Sie sich doch einen Moment ... Beratungsgespräche in der Pflege Teil 2. Die Schwester Der Pfleger, 48(9), 856–861

Schuster T (2016) Mitarbeiter weiterqualifizieren und an das Unternehmen binden: Personalentwicklung. Pflegezeitschrift: Fachzeitschrift für stationäre und ambulante Pflege, 69(7): 392–393

Segmüller, T, Kocks A (2013) Wie kann Beratung in der Pflege gelingen? JuKiP – Ihr Fachmagazin für Gesundheits- und Kinderkrankenpflege 02(01): 25–29. doi: 10.1055/s-0033-1333855

Shields JD, Gavrin JM, Hart-Smith V, Kombrink L, Kovach JS, Sheehan ML, Zagata KF, Zander K (Hrsg) (1985) Peer consultation in a group context. A guide for professional nurses. Springer, New York

Sottas B, Höppner H, Kickbusch I, Pelikan J, Probst J (2013) Die Gesundheitswelt der Zukunft denken: Umrisse einer neuen Gesundheitsbildungspolitik careum working paper 7. Verfügbar über www.careum.ch

Sottas B, Kickbusch I, Scherrer A (2013) Gesundheitspolitik trifft Bildungspolitik: „Gesundheit 2020" als Auftrag einer Gesundheitsbildungspolitik im 21. Jahrhundert. verfügbar über www.careum.ch

Strohbücker B, Kocks A, Scharrer C (2018) Patienten- und Familienedukation. CNE.fortbildung 6–8

Thiry L (2017) Entlastung durch Zuwendung: Das empathiebasierte Entlastungskonzept empCARE. Die Schwester Der Pfleger 56(3): 30–33

Tietze KO (2018) Kollegiale Beratung – Problemlösungen gemeinsam entwickeln. 9. Aufl. Rowohlt, Reinbek

Tolsdorf M, Bamberger GG, Abt-Zegelin A (2009) Teil 1: Beratungsgespräche in der Pflege: „Bitte bleiben Sie hier …". Die Schwester Der Pfleger: 48(06)

Werner S (2014) Miteinander statt gegeneinander: Im Fokus Team, Teamentwicklung und Teamarbeit. Pflegezeitschrift, 67(8)

Zander B (2017) Warum wollen Krankenpflegefachkräfte ihre Arbeitsplätze verlassen und was kann das Krankenhausmanagement dagegen tun? HeilberufeScience 8(2): 52–67. doi: 10.1007/s16024-017-0299-6

Zander B, Busse R (2014) Wann stößt die Pflege an ihre Grenzen? RN4Cast. CNE Pflegemanagement 4, 18–19

Theoretische Grundlagen der kollegialen Beratung

Andreas Kocks, Tanja Segmüller

© Springer-Verlag GmbH Deutschland, ein Teil von Springer Nature 2019
A. Kocks, T. Segmüller (Hrsg.), *Kollegiale Beratung im Pflegeteam*
https://doi.org/10.1007/978-3-662-57789-9_2

Neben der kollegialen Beratung gibt es vielfältige andere Austauschformate in der Pflege zur Reflexion. Kollegiale Beratung zeichnet sich dabei dadurch aus, dass sie als personenbezogener Beratungsprozess die Bedürfnisse der einzelnen Pflegeperson ins Zentrum stellt und die Beratung von Kolleginnen und Kollegen aus dem gleichen oder ähnlichen Berufsfeld erfolgt.

2.1   Begriffsklärung kollegiale Beratung

Der Begriff der kollegialen Beratung, ohne dabei einen Bezug auf den eigentlichen definitorischen Gedanken zu nehmen, kann durch unterschiedliche Synonyme ersetzt werden, sodass sich eine Vielzahl von Begriffen finden lassen. Hierzu zählen kollegiale Praxisberatung (Nold 1998), kollegiale Fallberatung (Kopp und Vonesch 2003; Rimmasch 2003), Intervision (Lippmann 2009, 2013; Salomonsson 2017), kollegiale Supervision (Pollock et al. 2017; Stets 2017), Kooperative Beratung (Mutzeck, 1999), „peer group supervision" (Akhurst und Kelly 2006) und „peer-group clinical supervision" (Lakeman und Glasgow 2009).

Dabei erscheint insbesondere die Bezeichnung „kollegiale Beratung" im beruflichen Kontext als vertraut. Wer sucht nicht tagtäglich das Gespräch und den Plausch mit seinen Kollegen. Gerade aber von dieser Gesprächsform grenzt sich das Konzept der kollegialen Beratung mit Strukturvorgaben und Systematik deutlich ab. Gerade im Management wird häufig fälschlich angenommen, kollegiale Beratung sei doch eigentlich im Betrieb schon ausreichend praktiziert, sei kostengünstig und bedürfe keiner besonderen Aufmerksamkeit. Diese Einschätzung wird dem Potenzial der einfachen und praktikablen Prinzipien der kollegialen Beratung und dessen anwendungsorientierten Ausrichtung nicht gerecht.

> **Beratung heißt: die Dinge zu klären und den Menschen zu stärken.**

Den verschiedenen Betitelungen entgegen steht der definitorische Grundgedanke der kollegialen Beratung. Es handelt sich immer um einen **personenbezogenen Beratungsprozess,** in dem eine systematische Reflexion und Lösung von beruflichen Problemen und Geschehnissen erfolgt (Mutzeck 1999; Lippmann 2009). Die Beratung findet stets in einer Gruppe statt, in der alle Mitglieder sich als Partner ihr Wissen und ihre Erfahrungen zur Verfügung stellen. Dadurch wird der Grundstein für die Entwicklung und für das Outcome kollegialer Beratung für jedes einzelne Gruppenmitglied gelegt (Fallner und Gräßlin 1990; Rimmasch 2003; Tietze 2018).

Kollegiale Beratung ist grundsätzlich mit zwei Leitgedanken zu verbinden:

1. Personen beraten sich unter Einhaltung einer bestimmten Struktur und klar voneinander abgegrenzten Rollen gegenseitig.
2. Personen mit einem gleichen oder ähnlichen Berufsfeld sind in der Lage, sich gegenseitig und ergebnisorientiert zu beraten (Kopp und Vonesch 2003).

2.2 Merkmale und Besonderheiten der kollegialen Beratung

Kollegiale Beratung unterscheidet sich von anderen etablierten Reflexionsformaten. Als regelmäßiger selbstorganisierter Gruppenprozess erfolgt sie freiwillig, nach festgelegten, regelmäßig wechselnden Rollen und einem Ablaufschema. Dabei findet kollegiale Beratung ohne professionellen Berater oder Supervisor statt.

Unter kollegialer Beratung verstehen wir eine regelmäßige, strukturierte Fallberatung in einer festen, selbstgesteuerten und leiterlosen Gruppe von Berufstätigen. Sie findet ohne professionelle Berater oder SupervisorInnen statt. Im Zentrum der Beratung steht immer der Fallerzähler als Subjekt mit seinen individuellen Bedürfnissen nach Beratung und Unterstützung.

» Kollegiale Beratung beschreibt ein Format personenzentrierter Beratung, bei dem im Gruppenmodus wechselseitig berufsbezogene Fälle der Teilnehmenden systematisch und ergebnisorientiert reflektiert werden. (Tietze 2010, 2018)

Ein entscheidendes Charakteristikum kollegialer Beratung stellt die Gleichberechtigung und Gleichrangigkeit aller Gruppenmitglieder dar. Kollegiale Beratung steht für einen unabhängig von den außerhalb der Gruppe bestehenden Hierarchien respektvollen und wertschätzenden Umgang. Alle Gruppenmitglieder haben das Recht auf eine gemeinsame Stellung (Rimmasch 2003; Lippmann 2009). Dies wird vor allem durch das Fehlen einer konkreten Leitung der Gruppe deutlich. Das heißt also, dass kollegiale Beratung keine Leitung von innen oder außen, beispielsweise durch einen professionellen Moderator, erfährt, sondern dass jegliche Aktivität auf Basis der leiterlosen Selbstorganisation beruht (Fengler 1986; Mutzeck 1999). Zudem haben sich die Mitglieder der Gruppe das Wissen dazu eigenständig angeeignet. Hierdurch, sowie infolge der fehlenden Leitungsperson, ist die Verantwortung für das Gelingen einer kollegialen Beratung auf alle Mitglieder verteilt (Tietze 2018). An dieser Stelle wird erneut das prägende Charakteristikum der Gleichberechtigung und Gleichrangigkeit dieses Beratungskonzeptes sichtbar.

Kollegiale Beratung ist als ein dezidiert freiwilliges Beratungskonzept zu bezeichnen, denn eine Verordnung zur Umsetzung einer solchen Beratung würde dem Prinzip kollegialer Beratung strikt widersprechen (Fallner und Gräßlin 1990). Im Falle der Unfreiwilligkeit würde eine gewinnbringende Beratung verhindert, aus welcher eine Reflexion sowie Lösung von Problemen (Franz und Kopp 2003), eine Kompetenzerweiterung (Rotering-Steinberg 2001), eine Steigerung der Selbsteinschätzung sowie des Selbstvertrauens (Agnew et al. 2000) und eine Reduzierung von Belastungen (Tietze 2010) für das einzelne Individuum, aber auch für die Gruppe hervorgehen (Haas-Unmüssig und Wald 2002).

Dabei darf nicht vergessen werden, dass die kollegiale Beratung immer ein „Kunstgespräch" bleibt. Dies ist jedoch kein Kritikpunkt, sondern ein Qualitätsindikator. Wenn das Gespräch nicht künstlich wirkt, wird im Prozess eher etwas falsch gemacht. Gegenseitiges, beiläufiges „Schulterklopfen" ersetzt eine kollegiale Beratung nicht. Der Begriff der Kollegialität führt stellenweise zu Missverständnissen. Es geht ausdrücklich nicht um „kumpelhafte" Beratung zischen Freunden, sondern um einen strukturierten, fachlichen Austausch zwischen Kollegen im Sinne des gleichen Arbeitsfeldes. Im Fokus der kollegialen Beratung steht die Fachkompetenz.

> **Kernmerkmale kollegialer Beratung**
> - Berufs- und personenbezogene Fälle: Im Fokus der Beratung steht das Subjekt mit seinen berufs- und personenbezogenen Fällen, Herausforderungen oder Problemen
> - Beratung in einer Gruppe
> - Folgt einem strukturierten Ablauf mit verteilten Rollen: Der Beratungsprozess ist selbstgesteuert ohne professionelle Unterstützung
> - Rollenzuschreibungen sind umkehrbar: Jede Rolle kann von jedem eingenommen werden

2.3   Im Fokus der Beratung: der subjektive Fall

Im Zentrum der kollegialen Beratung immer der Fallerzähler. Aus der Ich-Perspektive heraus berichtet er spontan von seiner Herausforderung, seiner Aufgabe oder seinem Problem, zu dem er von der Beratergruppe beraten werden möchte. Der Fallerzähler ist dabei immer subjektiv und von seinen Bedürfnissen geleitet.

Ausgangspunkt der kollegialen Beratung ist der Fall, der von einem Beteiligten in den Beratungsprozess eingebracht wird. Neben der Fokussierung auf berufliche Themen ist insbesondere die strenge Subjektivierung der kollegialen Beratung wesentlich (Tietze 2018). Im Zentrum der Beratung steht immer eine Person („Ich") mit seiner Frage, seiner Herausforderung, seinem Problem. Dieser Fall ist nicht mit dem „Patientenfall" im Sinne der Fallberatung zu verwechseln. Vielmehr geht es um den persönlichen Fall, der vor dem Hintergrund des Patientenfalls spielt: Der Fall im Fall. Fälle, die eine Gruppe („Wir") oder einen Patientenfall thematisieren können mit der Methodik nicht bearbeitet werden.

Damit der Beratungsprozess für alle Beteiligten erfolgreich und mit einem neuen Strauß an möglichen Lösungen funktioniert, sind für die Auswahl des Falles einige wesentliche Punkte zu beachten:

- Fälle sind immer subjektiv (Wie kann ich …? Was müsste ich machen …?).
- Fälle sind aktuelle Situationen Ereignisse, Herausforderungen oder Interaktionen, die von einer Person in der beruflichen Praxis erlebt werden.
- Fälle werden als konflikthaft, überfordernd oder belastend erlebt.
- Ungeeignet sind allgemeine, übergeordnete Organisationsfragen ohne konkrete Eingriffsmöglichkeiten, Konflikte zwischen Teilnehmenden oder Situationen, an denen mehrere Gruppenmitglieder direkt beteiligt sind (Tietze 2016a).
- Häufig sind die Fälle mit mindestens einem oder mehreren misslungenen Lösungsversuchen und mit Handlungsunsicherheiten verbunden.
- Alle eingebrachten Fälle münden in der kollegialen Beratung in mindestens eine offene zu beantwortende Frage oder Unterstützungsauftrag an das Beraterteam.

- **Beispiele**
- „Der Oberarzt würdigt meine Arbeit nicht und stellt meine Kompetenzen in Frage. Ich fühle mich dadurch abgewertet und gehe dann häufig traurig nach Hause."
- „Ein Angehöriger einer Patientin hat mich plötzlich beschimpft und gesagt, dass ich mich nicht gut um seine Frau kümmere. Ich bin wütend über diese Schuldzuweisungen."

Die Subjektivität des Falls und die in Zentrum gestellte Person des Fallerzählers („Ich") bedingt auch, dass die Falldarstellung immer eine subjektive Wirklichkeitsdarstellung ist. Diese Beschreibung ist von den subjektiven Wahrnehmungen der ratsuchenden Person geprägt. Eine objektive und damit auch richtige Beschreibung gibt es in der kollegialen Beratung nicht. Kollegiale Beratung folgt dem sozialwissenschaftlichen, psychologischen Ansatz, dass es keine objektive zu erfassende Wirklichkeit gibt, sondern Situationen immer von Personen erlebt, bewertet und interpretiert werden. Demnach gibt es immer so viele subjektive Wirklichkeiten, wie Personen an einer Situation beteiligt sind. Interessanterweise ist der Fallerzähler nach diesem Verständnis in den beschriebenen Fall als beteiligter Akteur und auch als Beobachter beteiligt.

Fallberichte sind demnach immer von den aktuellen Gefühlen, den subjektiven Erfahrungen und Bedürfnissen des Ratsuchenden geprägt. Für die Beratung bietet sich neben dem emotionalen Teilen der beschriebenen Situation die Möglichkeit, entweder die Rahmenbedingungen oder den Fall selber zu verändern oder Hinweise zu geben, wie der Fallerzähler seine Haltung und Einstellung zu seinem eingebrachten Fall verändern kann. Nicht immer ist es im Einflussbereich der Person die Situation zu verändern, da kann eine Haltungsänderung oder ein verändertes Verständnis der Situation schon ein großer wichtiger Schritt sein.

Beides, die Veränderung der Situation und auch die Veränderung der Einstellung zu einer Situation verändern den Fall oder tragen im besten Fall dazu bei, den Fall aufzulösen.

> **Tipp: Fallberichte sind spontan**
> Der Bericht des Fallerzählers sollte immer spontan ohne ausführliche Vorbereitung erfolgen. Dies kann zwar dazu führen, dass sicherlich nicht alle Aspekte berichtet werden und manche Dinge vielleicht in der falschen Reihenfolge oder Akzentuierung vorgestellt werden. Für die kollegiale Beratung hat dies keine negative Auswirkung. Im Zentrum steht immer das Subjekt mit seinen Bedürnissen.
> Den Fallbericht im Vorfeld beispielsweise vorher im E-Mail-Umlauf abzufragen, schriftlich vorzubereiten und vielleicht auch schon an die Beratungsgruppe zu versenden, haben hat sich für den kreativen Prozess der kollegialen Beratung als äußerst hinderlich erwiesen.

2.4   Die Gruppe – Basis der kollegialen Beratung

Kollegiale Beratung braucht eine Gruppe, die einen gleichen oder ähnlichen beruflichen Hintergrund hat wie z. B. Stationsleitungen, Pflegeexperten, Praxisanleiter oder ein Pflegeteam. Die Anzahl der Mitglieder der Beratungsgruppe sollte zwischen fünf und zehn Personen liegen. Feste Gruppen, die sich über eine längere Zeit regelmäßig treffen, erhöhen ihre Methodenkompetenz und haben eine hohe Vertrautheit.

Kollegiale Beratung findet immer in Gruppen statt. Entweder besteht diese Gruppe schon wie z. B. in einem Arbeitsteam oder die Gruppe der Praxisanleitungen. Oder aber die Gruppe wird extra für den Aufbau einer kollegialen Beratungsgruppe neu zusammengestellt. Zum Beispiel können dies Pflegeexperten (Wundmanagement/ Stomamanagement) oder Pflegeexperten APN, Fachpflegende Onkologie in einem Krankenhaus sein, Stations- oder Pflegebereichsleitungen bis hin zu Forschernetzwerken.

Wenn möglich, sollte eine Gruppe der kollegialen Beratung langfristig angelegt sein. Dies erhöht die Vertrautheit und Methodenkompetenz untereinander. Die Anzahl der Mitglieder einer Beratungsgruppe liegt zwischen fünf und zehn Personen (Tietze 2010, 2018). Das ist einerseits nötig, um alle Rollen der kollegialen Beratung ausreichend zu besetzen (▶ Kap. 3) und andererseits, der Gruppe der Berater ein ausreichendes Maß an Perspektiven zu ermöglichen.

Kleine Gruppen haben den Vorteil, in der Organisation und insbesondere in der Einberufung von Treffen agiler und spontaner zu sein. Größere Gruppen ermöglichen demgegenüber mehr Perspektiven, sind aber auch mit der Gefahr verbunden, dass nicht immer alle Personen ausreichend ihre Sichtweise einbringen können.

Tipps für die Gruppenzusammensetzung

- **Feste, langfristige Gruppe:** das Hinzukommen oder Fernbleiben einzelner Mitglieder sollte weiterhin möglich sein.
- **Freiwillige Teilnahme:** Nötige Verhaltensweisen der kollegialen Beratung, wie Offenheit, Vertrauen, Transparenz, Hilfsbereitschaft oder Reflexionsbereitschaft, lassen sich nur bedingt anordnen.
- **Heterogene, nicht zu kleine Gruppe:** Es wird eine Vielzahl und Vielfalt an Perspektiven benötigt, z. B. Berufsanfänger, langjährige Beschäftigte, großes Team, kleines Team etc. Der Facettenreichtum an Perspektiven der Berater schenkt dem Ratsuchenden ein reiches Angebot an Handlungsoptionen und Problemlösungen.
- **Vertrauensvolle, konfliktfreie Zusammenarbeit**
- **Alle Teilnehmenden in der Gruppe sind möglichst aus einer Hierarchieebene:** Das Zusammenarbeiten in unterschiedlichen Hierarchieebenen kann sich nachteilig auf die Arbeitsfähigkeit auswirken, beispielsweise indem sich Führungskräfte nicht trauen, sich einzubringen oder den Beratungsprozess dominieren. Insbesondere in Fällen der Beratung, die mit Aufsichtsplichten eines beteiligten Vorgesetzten verbunden sind, können sich Konflikte ergeben. Entscheidend ist, dass sich Gleichgestellte gegenseitig beraten.

2.5 Kollegiale Beratung und andere abzugrenzende Beratungsformate

Kollegiale Beratung unterscheidet sich von anderen Reflexions- und Beratungsformaten sowohl was die Zielsetzung als auch, was die Inhalte und die Methode angeht. Das folgende Kapitel gibt einen Überblick zu ausgewählten wichtigen anderen Beratungsmethoden.

Um kollegiale Beratung im Kontext anderer bereits bekannter Beratungsformen und Konzepte einzuordnen, ist eine Abgrenzung zur Supervision sinnvoll.

2.5.1 Kollegiale Beratung

Kollegiale Beratung ist eine Beratungsform, bei der sich die Teilnehmenden einer Gruppe gegenseitig zu Fragen, Problemen oder Aufgaben, die den Beruf betreffen, beraten (Tietze 2010, 2018). Im Kontext der Pflege wäre kollegiale Beratung eine Beratung von Pflegenden für Pflegende (Abt-Zegelin und Schieron 2012; Kapsch 2014; Roddewig 2016).

Im Gegensatz zu Supervision oder auch zum Coaching braucht es keinen besonderen ausgebildeten Experten oder Leiter des Beratungsprozesses. Weil alle Teilnehmer Kenntnis über die Ablaufstruktur haben, wird kollegiale Beratung aus dem Kollegenkreis selbständig, mit wechselnden Rollen nach einem vorgegebenen Ablauf- und Kommunikationsschema umgesetzt. Ziel ist es, zu subjektiven, individuell berufsbezogenen Fragestellungen systematisch zu reflektieren und praktikable Lösungsansätze für den Berufsalltag zu entwickeln.

Übersicht kollegiale Beratung (nach Abt-Zegelin und Schieron 2012; Schieron 2012)

▪▪ Definition
Die kollegiale Beratung ist eine Beratung unter beruflich Gleichgestellten, bei der nach Lösungen für ein konkretes Problem gesucht wird. Sie kann die sogenannte „Fallberatung" einschließen. Sie ist sowohl in Gruppen als auch unter Arbeits- und Berufskollegen möglich.

▪▪ Ziel
Ziele können sein:
- Verbesserung der Interaktions- und Kommunikationsfähigkeiten der Teilnehmer
- Qualifizierung der Beratungs- und Coaching-Kompetenzen der Teilnehmer
- Qualitätssicherung und Qualitätsverbesserung

Das Ergebnis wirkt von der konkreten „Problemsituation" losgelöst nach.

▪▪ Inhalt
Arbeitsbezogenes Finden von konkreten, anlassbezogenen (pragmatischen) Lösungen. Teamkonflikte können nicht bearbeitet werden.

▪▪ Methode
Kollegiale Beratung ist ein systematisches Beratungsgespräch, in dem Kollegen sich nach einer vorgegebenen Gesprächsstruktur wechselseitig zu beruflichen Fragen und Schlüsselthemen beraten und gemeinsam Lösungen entwickeln.

▪▪ Ausrichtung
Nicht festgelegt.

▪▪ Setting
Beratung im Team/ n der Gruppe, in der meist fünf bis zehn Teilnehmer nach einer effizienten zeitlichen und inhaltlichen Gliederung „Praxisanliegen" bearbeiten. Jedes Gruppenmitglied stellt nacheinander sein Anliegen aus dem persönlichen Arbeitsalltag vor und erhält von allen Teammitgliedern Ideen, Tipps, Lob und alternative Vorgehensvorschläge. Die Rollen wechseln rotierend.

▪▪ Berater
Team- /Gruppenmitglied (intern aus der Perspektive des zu Beratenden)

2.5.2 Supervision

Supervision ist ebenso wie die kollegiale Beratung ein Instrument zur personenbezogenen Beratung (Sickendiek et al. 2008; Tietze 2010; Hamburger und Mertens 2017) mit einem ressourcenorientierten Ansatz (Galler et al. 2001). Inhalte der Supervision sind häufig konkrete Fälle der praktischen Arbeit. In medizinischen, sozialen, pädagogischen und therapeutischen Berufen werden hauptsächlich Rollen- und Beziehungsdynamik zwischen Mitarbeiter und Klient, die Zusammenarbeit im Team oder auch in der Organisation in den Blick genommen.

Während in der Umsetzung der kollegialen Beratung rotierende Rollen in den Beratungssitzungen vorgesehen sind, gibt es bei der Supervision ein starres Vorgehen mit einer klar definierten Rollenstruktur des Supervisors und des Supervisanden (Akhurst und Kelly 2006). Zusätzlich setzt Supervision einen ausgebildeten unabhängigen **externen Supervisor** zumeist mit einer entsprechenden Qualifikation oder Zusatzausbildung voraus.

Dem gegenüber verzichtet kollegiale Beratung auf die Anwesenheit einer professionellen Beraterperson und vertraut vollständig auf das Wissen, die Methodenkompetenzen und das Können der Gruppenmitglieder. Aus der Erfahrung zeigt sich, dass kollegiale Beratung in bestimmten Fällen Supervision auch ersetzen kann. Aber gerade in Konfliktsituationen oder in Situationen, die gerade nicht eine sachliche Beratung des Subjektes im Fokus haben, hat die Supervision deutliche methodische Vorteile gegenüber der kollegialen Beratung.

Kollegiale Beratung und Supervision haben nicht das gleiche Beratungsformat, können jedoch sehr wohl als sich ergänzende Beratungskonzepte angesehen werden. Dort, wo kollegiale Beratung ihre Grenzen hat, beispielsweise bei bestehenden Konflikten zwischen zwei Teammitgliedern (Koch-Straube 2008; Tietze 2018), setzt Supervision an (Herwig-Lempp, 1997; Belardi 2002).

Übersicht Supervision (nach Abt-Zegelin und Schieron 2012; Schieron 2012)

▪▪ Definition

Supervision ist eine Form der Beratung, die einzelne Teams, Gruppen und Organisationen bei der Reflexion und Verbesserung ihres personalen, beruflichen oder ehrenamtlichen Handelns begleitet.

▪▪ Ziel

Supervision zielt auf das Verhalten gegenüber Klienten, Kunden, Patienten oder innerhalb des Teams und somit auf die Professionalisierung des beruflichen Handelns und die Bewältigung von Belastungen im Zusammenhang mit dem beruflichen Alltag. Auch die Verbesserung der Kooperation im Team kann ein Ziel der Supervision sein.

▪▪ Inhalt

Arbeitsbezogene Reflexion des beruflichen Handelns, also innerseelische und zwischenmenschliche Wirkfaktoren und Potenziale.

▪▪ Methode

Die Methode variiert je nach Setting (s. u.), Ausrichtung (s. u.) und Zielstellung.

▪▪ Ausrichtung

Die Ausrichtung ist je nach historischer Wurzel und „Schule" tiefenpsychologisch, als „social group work", klientenzentriert oder systemisch.

▪▪ Setting

Einzelsupervision   Ein Supervisand und ein Supervisor.

Gruppensupervision   Supervisanden aus unterschiedlichen Institutionen (oft auch aus unterschiedlichen Berufsfeldern) tauschen sich unter Anleitung eines Supervisors aus.

Teamsupervision   Ein Team tauscht sich unter Anleitung eines Supervisors über den Umgang der Teammitglieder untereinander aus.

Fallsupervision   Vertreter verschiedener Professionen oder Mitglieder eines Teams besprechen den Umgang mit bestimmten Patienten.

Lehrsupervision   Teils einzeln, teils in Gruppen zu absolvierende Supervision bei der in Ausbildung befindliche Supervisoren ihre Fälle besprechen können.

Analytische Balint-Gruppen   ▶ Abschn. 2.5.3

Gliedert man Supervision anhand des Kriteriums Supervisor, unterscheidet man die Supervision von der Intervision oder der Peer-Supervision. Diese stellt eine Art Gruppensupervision ohne Supervisor dar, das heißt, dass die Supervisanden sich gegenseitig supervidieren.

▪▪ Berater

Supervisor (extern aus der Perspektive des/der zu Beratenden).

2.5.3 Balint

Das Konzept der Balint-Gruppen geht auf den ungarischen Arzt und Psychoanalytiker Michael Balint zurück. Er hatte erkannt, dass die Beziehung zwischen Arzt und Patient selbst ein wichtiges therapeutisches Mittel ist, das, wenn man es reflektiert einsetzt, auf beiden Seiten zur Konfliktklärung und zum Wohlbefinden beiträgt (Baumgärtner 2013; Nist 2017).

Im Zentrum des Balint-Ansatzes steht also im Gegensatz zur kollegialen Beratung nicht der individuelle Fall, das Problem oder der Beratungsbedarf des Fallerzählers, sondern die Beziehung zwischen Arzt/Pflege und dem Patienten. Balint entwickelte hierzu eine gruppendynamische Methode, die es den Behandlern ermöglichen sollte, Konflikte und emotionale Belastungen, die durch die Begegnung mit dem Patienten entstehen, zu besprechen und zu reflektieren.

Die methodische Ausrichtung der Balint-Gruppe ist nicht so reglementiert wie in der kollegialen Beratung mit einem festen Ablaufschema und verteilten Rollen. In der Balint-Gruppe untersuchen die Teilnehmenden gemeinsam im freien kollegialen Gespräch, in der Assoziation und der Fantasie die Arzt- oder Pflege-Patient-Beziehung (Jung 1979, 1980). Besonderes Augenmerk wird hierbei auf Interaktion in der Beziehung gelegt, indem gefragt wird, welche Auswirkungen Patient und Arzt aufeinander haben.

Die kollegiale Beratung folgt demgegenüber streng dem Bedürfnis des Fallerzählers und schenkt ihm in der Regel sehr pragmatisch einen Strauß von neuen Lösungsmöglichkeiten.

Übersicht Balint (nach Abt-Zegelin und Schieron 2012; Schieron 2012)

▪▪ Definition

Balint-Gruppen sind im klassischen Verständnis Arbeitsgruppen von ca. acht bis zwölf Ärzten, die sich unter der Leitung eines erfahrenen Psychotherapeuten regelmäßig treffen, um über „Problempatienten" aus ihrer Praxis zu sprechen.

▪▪ Ziel
Verbesserte Arzt-Patient-Beziehung, die schließlich zu einem verbesserten Verständnis und einer verbesserten Behandlung des Patienten führen soll.

▪▪ Inhalt
„Problempatienten" aus der täglichen Arbeit.

▪▪ Methode
Freier Bericht über ein Fallbeispiel. In der Regel schildert ein Gruppenteilnehmer eine Begegnung mit einem Patienten. Die Gruppe untersucht dann gemeinsam im freien kollegialen Gespräch, in freier Assoziation und in der Fantasie die daraus erkennbare Arzt-Patient-Beziehung.

▪▪ Ausrichtung
Psychodynamisches Krankheitsverständnis der Psychoanalyse.

▪▪ Setting
Die Balint-Gruppe arbeitet unter der Leitung eines erfahrenen Psychotherapeuten.

▪▪ Berater
Psychotherapeut (extern aus der Perspektive des/der zu Beratenden).

2.5.4 Coaching

Coaching ist ein Sammelbegriff für unterschiedliche Beratungsmethoden. Im Gegensatz zur Supervision oder der „klassischen" Beratung werden keine direkten Lösungsvorschläge durch den besonders qualifizierten Coach geliefert, sondern die Entwicklung eigener Lösungen wird im Ratsuchenden angeregt und begleitet (Döring 2011; Eric Lippmann 2013). Hierzu gibt es strukturierte Gespräche zwischen einem Coach und einem oder mehreren Klienten. Der Coach ist in diesen Gesprächen eher ein neutraler, kritischer Gesprächspartner mit einer Außenperspektive. In Abgrenzung zur kollegialen Beratung gibt es im Coaching also nicht zwingend ein Gespräch mit Personen, die den gleichen beruflichen Hintergrund haben. Dabei können Coaching-Gespräche sehr unterschiedlich gestaltet sein, verbindend ist jedoch das Ziel, Klienten durch Feedback, Kritik, Motivation und Beratung zu befähigen, sich selbst zu organisieren (Loffing 2003).

Übersicht Coaching (nach Abt-Zegelin und Schieron 2012; Schieron 2012)

■■ **Definition**

Coaching bezeichnet die lösungs- und zielorientierte Begleitung von Menschen, vorwiegend im beruflichen Umfeld, zur Förderung der Selbstreflexion sowie der selbstgesteuerten Verbesserung der Wahrnehmung, des Erlebens und des Verhaltens.

■■ **Ziel**

Ziel des Coachings im beruflichen Kontext ist vor allem die Verbesserung der Lern- und Leistungsfähigkeit, die Erweiterung der Wahrnehmung und der Handlungsoptionen des Klienten unter Berücksichtigung seiner Ressourcen. Eine enge Definition von Coaching versteht darunter ausschließlich das Coaching von Führungskräften.

■■ **Inhalt**

Arbeitsbezogenes Finden von konkreten, anlassbezogenen (pragmatischen) Lösungen.

■■ **Methode**

Der Coach gibt gezieltes Feedback, vermeidet aber direktive Interventionen (Ratschläge, Handlungsanweisungen), wie z. B. beim Consulting.

■■ **Ausrichtung**

Es können verschiedene Interventionstechniken zum Einsatz kommen, z. B. aus der Verhaltenstherapie, der Transaktionsanalyse, der lösungsfokussierten Kurzzeittherapie, der provokativen Therapie und des NLP. In der Praxis werden oft Mischformen verwendet. Eine klare methodische Eingrenzung gibt es nicht.

■■ **Setting**

Im Regelfall: Eins-zu-eins-Coaching.

■■ **Berater**

Coach (extern aus der Perspektive des/der zu Beratenden).

2.5.5 Mentoring

Als Mentoring bezeichnet man die zielgerichtete Weitergabe des Wissens und der Erfahrungen einer erfahrenen Person (Mentor) und weniger Erfahrenen (Grossman 2013; Graf 2014; Lemmer 2015). Insbesondere im beruflichen Kontext wird Mentoring als langfristig angelegte Begleitung zur Personalentwicklung eingesetzt. Ziel ist es, eine Person in ihrer Entwicklung zu unterstützen und zu fördern. Dies bietet die Chance, auch impliziertes Wissen weiterzugeben. Kollegiale Beratung setzt hier auf eine zeitlich begrenzte Beratung zu einer konkreten Frage und nutzt nicht nur das Wissen und die Erfahrungen einer Person, sondern eine Gruppe. Mentoring erfordert von allen Beteiligten ein hohes Maß an Engagement, Offenheit und Vertrauen (Staudacher 2012). Im Gegensatz zum Coaching werden Mentoren nicht besonders auf ihre Mentorentätigkeit vorbereitet.

Übersicht Mentoring nach (Abt-Zegelin und Schieron 2012; Schieron 2012)

■■ **Definition**

Mentoring beschreibt einen Beratungsprozess, in der eine lebens- und/oder unternehmenserfahrene Person eine noch unerfahrene Person) gezielt begleitet und fachliches und/oder Erfahrungswissen weitergibt.

■■ **Ziel**

Ziel ist, den Mentee bei seiner persönlichen oder beruflichen Entwicklung zu unterstützen.

■■ **Inhalt**

Bereiche, die in Mentoring-Beziehungen thematisiert werden, reichen von Ausbildung, Karriere, Netzwerkeinbindung und -aufbau sowie Freizeit bis hin zur Persönlichkeitsentwicklung, Glauben und Spiritualität.

■■ **Methode**

Offenes Feedback und kritische Diskussion.

■■ **Ausrichtung**

Nicht festgelegt.

■■ **Setting**

- **Informelles Mentoring** (Kontakt): entsteht zufällig, Verlauf nach Möglichkeit und stark abhängig von den herrschenden Rahmenbedingungen, nicht zwangsläufig offen gelegt
- **Institutionalisiertes Mentoring-Programm:** Kontakt entsteht durch Vermittler, Verlauf beinhaltet eine Begleitung, Formalisierung trägt zur Ernsthaftigkeit und offiziellen Anerkennung der Beziehung bei, in der Regel offen gelegt
- **Internes Mentoring:** innerhalb einer Organisation (z. B. Unternehmen) werden Mitglieder zueinander vermittelt, in der Regel keine Hierarchiefreiheit

- **Externes/organisationsübergreifendes Mentoring, Cross-Mentoring:** Mentoring-Tandems aus unterschiedlichen Organisationen bzw. Branchen, hierarchiefrei
- **Individuelles Mentoring:** exklusive One-on-one-Beziehung zwischen Mentor und Mentee
- **Team-Mentoring:** Betreuung einer Gruppe von Mentees durch einen Mentor
- **Cross-Gender-Mentoring:** gemischtgeschlechtliche Mentoring-Tandems
- **Equal-Gender-Mentoring:** gleichgeschlechtliche Mentoring-Tandems
- **E-Mentoring:** Mentoring-Beziehung vorwiegend online
- **Peer-Mentoring:** Mentoring unter Gleichgestellten/ Gleichrangigen, häufig auch in Gruppen
- **Support-Mentoring:** Zum Beispiel in Internetforen frage-stellenden Personen zu helfen

▪▪ Berater

Mentor extern oder intern aus der Perspektive des/der zu Beratenden.

2.6 Kollegiale Beratung für Pflegende

Im Gegensatz zur Fallbesprechung stellt die kollegiale Beratung die ratsuchende Person mit ihrem Anliegen in den Mittelpunkt. In der Pflege ist kollegiale Beratung also eine Beratung von Pflegenden für Pflegende. Im Gegensatz zu anderen sozialen oder beratenden Berufen ist eine strukturierte, regelmäßige Reflexion in der Pflege bisher nur unzureichend etabliert. Kollegiale Beratung gibt niederschwellig die Möglichkeit, seine pflegerische Expertise zu schärfen und seine Gesundheit zu schützen.

Tendenziell ist kollegiale Beratung vor allem dort anzutreffen, wo an und mit Menschen gearbeitet wird und sich in der Interaktion mit Kunden, Klienten, Patienten, Angehörigen oder Beschäftigten Probleme oder Herausforderungen entwickeln können (Tietze 2010).

Bei der kollegialen Beratung handelt es sich um ein Konzept zur Beratung von Kollegen durch Kollegen. Hierbei werden die Kompetenzen der einzelnen Gruppenmitglieder gefordert sowie gefördert, aber auch im hohen Maß eine Teamentwicklung vollzogen. Der Beratungsschwerpunkt beruht dabei nicht auf einem Patientenfall, sondern direkt auf der zu beratenden Person, dem professionell Pflegenden. Im weiteren Sinne kann dies natürlich auch selbst ein Fall sein. Da pflegerische Fallbesprechungen vielfach als Auseinandersetzung mit Patientenproblemen etabliert sind, möchten wir dies hier ausdrücklich von der kollegialen Beratung trennen. Kollegiale Beratung stellt somit ein Beratungskonzept dar, das sich fern von Fallbesprechungen in der Pflege bewegt. Die Umsetzung der kollegialen Beratung verlangt eine gute Selbstorganisation und bringt zudem einen großen Zusammenhalt der Gruppe mit sich.

Pflegende arbeiten in unterschiedlichsten Feldern, häufig unter rasch wechselnden Anforderungen, immer mit dem Fokus auf die zu pflegenden Menschen und ihre Angehörigen. Dieser Fokus verbindet körperliche, seelische, geistige und sinnstiftende Elemente. Dabei werden alle menschlichen Bereiche angesprochen. Von Pflegenden wird eine außerordentliche Fachkompetenz erwartet, sowohl in kommunikativen als auch in pflegetechnischen Fragen.

Ziel ist es, für den pflegebedürftigen Menschen Alltagskompetenz zu erhalten bzw. wiederherzustellen, ihn so zu unterstützen, dass er in seinen Aktivitäten wieder unabhängig wird. Dazu müssen Berufsangehörige eine Beziehung zu den zu Pflegenden herstellen, auf sie eingehen und die erforderliche Unterstützung aushandeln.

Pflegende üben ihre Profession unter hoher Verantwortung aus, oft müssen sie Entscheidungen in ethisch schwierigen Situationen fällen. Pflegebedürftige Menschen sind teilweise oder vorübergehend nicht mehr in der Lage, für sich selbst sinnvoll zu reagieren. Darüber hinaus ist Pflegen auch eine Teamleistung. Rund um die Uhr ist eine Gruppe von Pflegenden für die Patienten/Bewohner zuständig. Eine Verständigung und Moderation mit anderen Berufsgruppen ist ebenfalls erforderlich. Wissen und Differenzierung der Berufsfelder haben in den letzten Jahren enorm zugenommen. Inzwischen wird es immer schwieriger, mit der Entwicklung Schritt zu halten.

Für andere Berufsgruppen in ähnlich komplexen Zusammenhängen ist eine begleitende Reflexion selbstverständlich. Entlastungsmöglichkeiten sollen einem Burn-out in helfenden Berufen vorbeugen. Für beratende Berufe (wie Psychologen, Gesprächstherapeuten) sind Supervisionen sogar verbindlich. In der Pflege ist eine flächendeckende Kultur des fachlichen Austausches noch unterentwickelt. Supervisionen finden kaum statt und wenn, dann evtl. in Folge ausgedehnter Konflikte, aber selten begleitend und präventiv. Alle pflegerischen Arbeitsbereiche wie Onkologie, Palliative Care, Intensivpflegestationen, andere Akutbereiche, Langzeitbereiche oder auch die ambulante Pflege brauchen ein Forum des Austausches mit dem Ziel einer reflexiven, professionellen Pflege.

Hier bietet sich die kollegiale Beratung als niedrigschwellige Form der Reflexion und des fachlichen Austausches an (Franz und Kopp 2003). Kollegiale Beratung lässt sich mit relativ geringem Aufwand implementieren. Vor allem bedeutet sie auch Wertschätzung der „Erfahrung auf gleicher Ebene" und dadurch eine Aufwertung der pflegerischen Kompetenz (Seinsch 2007).

2.7 Zielsetzung und Nutzen der kollegialen Beratung

Kollegiale Beratung bietet Pflegenden die Möglichkeit, ihre beruflichen Kompetenzen weiterzuentwickeln und eigenes berufliches Handeln zu reflektieren. Insbesondere unter schwierigen, komplexen Anforderungen, wo es nicht gelingt Lösungen zu finden, kann kollegiale Beratung neue Wege aufzeigen. Damit dient kollegiale Beratung der Qualität der beruflichen Handlungen und stärkt die eigene Gesundheit.

Das übergeordnete Ziel kollegialer Beratung ist es die berufliche Praxis jedes einzelnen Teilnehmers weiterzuentwickeln (Kapsch 2014; Kocks et al. 2015; Tietze 2018). Diese berufliche Praxis ist insbesondere in den sozialen wie auch den Gesundheitsberufen von Interaktion mit Kunden, Patienten, Angehörigen wie auch Kollegen geprägt. Hinzu kommt, dass sich gerade im Gesundheitswesen die Herausforderung stellt, die Handlungsoptionen der Beschäftigten mit dem umfangreichen und sich ständig entwickelnden Fachwissen und den deutlich gestiegen Anforderungen zusammenzubringen.

Nachfolgend drei „typische" Belastungssituationen, die beruflich Pflegende erleben und die Anlässe einer kollegialen Beratung sein können:

- „Der Oberarzt würdigt meine Arbeit nicht und stellt meine Kompetenzen infrage. Ich fühle mich dadurch abgewertet und gehe dann häufig sehr traurig nach Hause."
- „Die Küche setzt mich unter Druck, die Essenswagen vor 18 Uhr ins Untergeschoß zu fahren. Dies ist häufig aber nicht zu schaffen. Ich fühle mich dadurch sehr gestresst."
- „Ein Angehöriger einer Patientin hat mich plötzlich beschimpft und gesagt, dass ich mich nicht gut um seine Frau kümmere. Ich bin wütend über diese ungerechtfertigten Schuldzuweisungen."

» Gib den Leuten mehr Möglichkeiten und nimm keine Möglichkeiten weg.
(Milton H. Erickson)

Eine häufig erlebte Herausforderung und Aufgabe in der Lösungssuche ist, dass einem häufig nur ein einziger Lösungsweg möglich erscheint. Wenn dieser Lösungsweg aber nicht wie gedacht zum Ziel führt bzw. nicht wirklich gangbar ist, beharrt man gerne trotzdem auf diesem Lösungsweg und versucht es vielleicht mit mehr Nachdruck oder Beharrlichkeit. Bildlich dargestellt, versucht man eine Mauer zu überwinden und rennt gegen diese Mauer an, springt, zieht, und schafft es doch nicht.

Kollegiale Beratung schenkt neue Möglichkeiten, indem Kollegen Wege aufzeigen, mit denen sie gute Erfahrungen gemacht haben. „Such dir doch einen Weg rechts oder links an der Mauer vorbei. Du könntest dir auch eine Leiter besorgen oder dich unter der Mauer hindurchgraben". Ein Ziel kollegialer Beratung ist es neue Lösungen aufzuzeigen, an die man im Vorfeld vielleicht noch nicht gedacht hatte.

Mit kollegialer Beratung lassen sich nach Tietze (Tietze 2010, 2018) drei Ziele erreichen:

1. **Praxisberatung near the job:**

   Lösung von konkreten Praxisherausforderungen. Kollegiale Beratung findet im Kollegenkreis statt. Alle teilen eine gleiche oder ähnliche berufliche Praxis mit derselben Fachsprache und gleichen oder ähnlichen Herausforderungen und Problemen im Berufsalltag. Im Beratungsprozess unterstützt dies das gegenseitige Verständnis und die gemeinsam herausgearbeiteten Lösungen haben sich vielfach schon in konkreten Arbeitsbezügen bewährt. Teilnehmende erhalten konkrete Rückmeldungen von Kollegen und lernen praktische, bewährte Lösungsideen kennen, die sie dann wieder in ihren beruflichen Alltag überführen können. Als Nebenprodukt üben die Teilnehmenden der kollegialen Beratung die immer bedeutendere Fähigkeit, die berufliche Praxis zu hinterfragen, Fragen konkret zu formulieren und Antworten im Diskurs mit Kollegen zu suchen. Diese Übung fördert die Professionalisierung von Pflegenden und stärkt die produktive Zusammenarbeit und konstruktive Konfliktlösung.

2. **Reflexion und Weiterentwicklung der beruflichen Tätigkeit und beruflichen Haltung:**

   Die regelmäßige Reflexion von beruflichen Problemen, Herausforderungen und neuen Lösungsansätzen führt auch zu einer Weiterentwicklung der Berufsrolle im Hinblick auf berufliche Haltungen, Normen und Werte. Gerade vor dem Hintergrund der hohen beruflichen Herausforderungen im Spannungsfeld zwischen den Bedürfnissen von Patienten, Angehörigen, Kollegen, anderen Berufsgruppen, der Organisation und den eigenen Ansprüchen ist die regelmäßige kollegiale Beratung ein wichtiges Instrument, um berufliche Belastungen zu reduzieren oder bestmöglich aufzulösen. Dies hat sowohl Auswirkungen auf die Ergebnisqualität pflegerischer Arbeit, als auch auf die Gesundheit und Berufszufriedenheit von Pflegenden. Studien legen nahe, das dieses Belastungserleben in der Pflege eng assoziiert ist mit klassischen Belastungsfolgen wie Berufsunzufriedenheit, Depressivität, Burn-out oder psychosomatischen Symptomen bis hin zum Wunsch, den Pflegeberuf zu verlassen (Fischer und Schaarschmidt 2003; HM Hasselhorn et al. 2005; Jenull et al. 2008; Potter et al. 2010; Borchart et al. 2011; Li et al. 2011; Galatsch et al. 2013; Chou et al. 2014). Pflegende brauchen bewusste, regelmäßige Strategien, wie sie mit fachlichen und emotionalen Herausforderungen in der Versorgung von Patienten und Angehörigen auch im Sinne der gelingenden Selbstpflege umgehen können. Das Geben und Nehmen von Feedback im beruflichen Kontext bildet in diesem Zusammenhang eine wichtige Ressource, die insbesondere Pflegende mehr für sich entdecken sollten. Der kollegiale Austausch schenkt verschiedene Blickwinkel und neue Lösungsansätze, die in der vertrauensvollen Umgebung von Kollegen gefahrlos reflektiert werden können.

3. **Ausbau von beruflicher Beratungskompetenz und Teamentwicklung**: Kollegiale Beratung stärkt die Entwicklung von sozialen Kompetenzen. Der regelmäßige Austausch über berufliche Praxisprobleme stärkt die Neugier und das Verständnis für andere Einstellungen und Bewertungen, eine Fähigkeit, die auch außerhalb der kollegialen Beratung bedeutsam ist. Die Beratungskompetenz wird im geschützten Rahmen eingeübt und Lösungsstrategien entwickelt. Gerade Führungskräften ermöglicht dies, Strategien der Befähigung und des begleitenden Coachings weiter auszubauen.

▪▪ Alle können profitieren

In allen Settings und auf allen Hierarchieebenen der Pflege kann kollegiale Beratung genutzt werden. Nicht nur der Teilnehmer, dessen Fallschilderung kollegial bearbeitet wird, profitiert von den gemeinsam aufgezeigten Lösungen. Alle Beteiligten an der kollegialen Beratung haben die Möglichkeit direkt oder indirekt neue Einsichten für ihren Berufsalltag zu gewinnen (Tietze 2010). Oft entdecken Gruppenmitglieder Ähnlichkeiten zu Fallsituationen, Aufgaben oder Problemen, wie sie sie in gleicher oder ähnlicher Weise selbst erlebt haben. Sie erfahren durch die Sichtweisen, Haltungen, Erfahrungen und Kompetenzen der anderen Mitglieder, welche Interventionen zu Lösungen führen können. Vielleicht werden sie auch eingeladen, gewohnte Haltungen und Verhaltensweisen zu reflektieren, neu zu bewerten und ihr Handlungsrepertoire zu erweitern.

Selbst in dem Fall, dass ein Teilnehmer noch keine eigenen Erfahrungen mit der bearbeiteten Fallgeschichte hat, besteht die Möglichkeit, auf Vorrat für die Zukunft zu lernen. Die diskutierten Erfahrungen und Kompetenzen können allen dabei helfen, auch zukünftige Herausforderungen und Probleme zu lösen, indem sie sich in konkreten Situationen an den Erfahrungsaustausch in einer kollegialen Beratung erinnern.

Die Beschränkung auf berufliche Herausforderungen und Problemstellungen ist eine Vereinbarung der kollegialen Beratung, man könnte sich auch mit Nachbarn kollegial beraten. Im Zentrum der Facetten des Berufes, die angeschaut werden, stehen in der Regel Interaktionen, wie sie im Pflegeberuf zwischen Patienten, Angehörigen, Pflegenden und anderen Berufsgruppen tagtäglich bestehen. Kommunikation und Interaktion sind ein wesentliches Merkmal pflegerische Arbeit. Eine Pflegesituation ohne Interaktion ist schwer vorstellbar (Abt-Zegelin 2013; Bamberger 2013; Kocks et al. 2015; Kocks et al. 2017).

■ ■ Befunde zur Wirksamkeit

Auch wenn kollegiale Beratung in vielen Einsatzfeldern praktiziert wird, gibt es abseits von vielen durchaus positiven Erfahrungsberichten wenige belastbare Forschungsergebnisse. Nach Tietze (2010, 2018) lassen sich in drei Wirkbereichen langfristige Effekte nachweisen:

- **Stärkung der Lösungskompetenz und Bewältigung schwieriger, beruflicher Herausforderungen:**
  Kollegiale Beratung übt die multiperspektivische Problemanalyse und Lösungssuche im Kollegenkreis ein. Dies schließt die Fähigkeit ein, die eigene berufliche Praxis zu hinterfragen und mit Neugier und Erkenntnisinteresse sich von Erfahrungen und Kompetenzen Anderer bereichern zu lassen.
- **Entwicklung beruflicher Handlungskompetenzen:**
  Kollegiale Beratung lädt im empathischen Sinne ein, an den Bedürfnissen und Kompetenzen von Kollegen teilzuhaben. Eine Kultur der Rückmeldung wird gestärkt und die grundlegende Bereitschaft insbesondere für Pflegende manifestiert, dass Fragen und Beratung im beruflichen Kontext ein zentrales Instrument von Professionalität ist. Darüber hinaus unterstützt kollegiale Beratung die strukturierte Wissenszirkulation im Team.
- **Reduzierung von beruflichen Beanspruchungen:**
  Insbesondere der Pflegeberuf zeichnet durch einen hohen Anspruch der Pflegenden an ihre eigene Arbeit aus. Dieser Anspruch steht zwischen den wahrgenommenen Bedürfnissen der Patienten und Angehörigen, den zur Verfügung stehenden Rahmenbedingungen und den eigenen Möglichkeiten. Regelmäßige kollegiale Beratung hilft, neue Lösungsmöglichkeiten aufzuzeigen, mit Dilemma-Situationen besser umzugehen und die dringend nötige Selbstpflege von Pflegenden zu stärken. Insbesondere der kollegiale Rückhalt, die Anteilnahme, gleiche oder ähnliche erfahrene Situationen sowie die vielen solidarischen Rückmeldungen wirken sich hier positiv aus. Langfristig kann kollegiale Beratung Berufsunzufriedenheit, Burn-out-Erfahrungen bis hin zum Wunsch, den Beruf zu verlassen, reduzieren.

2.8   Moderationstechniken

> » Moderation gibt Gesprächen und Austausch eine Struktur. In der kollegialen Beratung nimmt der Moderator eine zentrale Rolle ein, indem er die Einhaltung der Methode überwacht und die Teilnehmenden ggf. motiviert. Dieses Kapitel gibt Ihnen einige Hinweise für eine gute Moderation und wie man sie lernen kann. (Angelika Zegelin)

2.8.1 Moderation in der kollegialen Beratung

Dieser Abschnitt hat nur ein Ziel: Sie zu motivieren, die Moderationsrolle im Kontext der kollegialen Beratung zu übernehmen. Jeder Mensch kann moderieren, ein wenig Know-how kann man sich selbst beibringen, auch durch Beobachten und Ausprobieren. Seien sie mutig! Der Moderator fällt gerade in den ersten Übungen der kollegialen Beratung eine sehr wichtige Rolle zu, indem er die Einhaltung der zuerst etwas „künstlich" wirkenden Kommunikationsmethode der kollegialen Beratung überwacht. Mit zunehmender Erfahrung wird man sich in dieser Rolle immer mehr zurücknehmen können.

Im Gegensatz zu Empfehlungen für Gruppentrainer oder Supervisoren ist in der kollegialen Beratung das Beherrschen von trainierten Moderationsmethoden keine zwingende Voraussetzung. Ganz im Gegenteil lädt die kollegiale Beratung alle am Prozess Beteiligten dazu ein, reihum in die Rolle des Moderators zu schlüpfen. Nur so kann im geschützten Kreis von Kollegen garantiert werden, dass alle zur Verfügung stehenden Erfahrungen und Kompetenzen bestmöglich einfließen und jeder die Möglichkeit hat, in die unterschiedlichen Rollen hineinzuwachsen. Die feste Zuordnung der Moderatorenrolle an einen professionellen, erfahrenen Moderator ist dem kreativen, einladenden und multiperspektivischen Ansatz der kollegialen Beratung eher hinderlich. Trauen Sie sich Moderation zu und machen Sie Erfahrungen!

2.8.2 Ziele der Moderation

In der Moderation geht es darum, Gespräche mit mehreren Personen zu gestalten, sodass alle Beteiligten sich einbringen und einen gemeinsamen Lernprozess gestalten können (Mentzel 2008; Sperling 2011; Edmüller 2012; Seifert 2012). Vielen ist dies sicherlich aus der Familie und dem Freundeskreis bekannt, wo es beispielsweise darum geht Konflikte zu moderieren. Davon abgesehen ist Moderation auch ein Modebegriff. Unzählige Bücher, Internet-Materialien und Fortbildungen bieten sich an, zum Teil wird die Methode auch überhöht und es werden „unentbehrliche" Hilfsmittel teuer verkauft. Bekannt sind fertig gepackte „Moderationskoffer" mit Kärtchen, Wölkchen, Klebepunkten, Stiften usw. In der Pflege ist Moderation auch durch Qualitätszirkelarbeit bekannt geworden. Moderation in beruflichen Zusammenhängen soll eine gemeinsame Lösungserarbeitung und einen Lernprozess vorbereiten.

» Ein Gespräch setzt voraus, dass der Andere Recht haben könnte.
(H. G. Gadamer im Interview mit Thomas Sturm, *Der Spiegel* 21.02.2000)

Um den Sinn einer Moderation zu verdeutlichen, könnte man mit mindestens fünf Personen drei Minuten gleichzeitig und durcheinander zu einem bestimmten Thema sprechen. Es entsteht ein Wirrwarr und kein Austausch. Aus diesem Grund ist ein strukturiertes Vorgehen hilfreich.

Gute Moderatoren haben ihr Wirken manchmal zum Hauptberuf gemacht, sie werden extern gebucht, wenn es sich um wichtige Sitzungen handelt. Ein Fachgespräch im Kollegenkreis ist aber nicht vergleichbar mit der Schlichtung eines internationalen Konfliktes. Deswegen: Haben Sie Mut, sich auszuprobieren! Und lassen Sie sich eine Rückmeldung geben.

2.8.3 Aufgaben: Struktur geben

Die Hauptaufgabe der Moderation ist, alle Meinungen zur Sprache zu bringen, Ruhe und Struktur zu geben und Ergebnisse zu bündeln. Eine gute Vorbereitung ist wichtig, alle kennen das Thema und den Zeitrahmen, der von 15 Minuten bis zu einer Stunde oder länger reichen kann. Dadurch, dass der Inhalt vorher bekannt ist, können sich alle Teilnehmer vorbereiten. Hier wird davon ausgegangen, dass alle Beteiligten sich kennen, ansonsten ist eine Kurzvorstellung vorzusehen. Das Treffen sollte nicht gestört werden, ein ruhiger Raum ist wichtig, je nach Teilnehmerzahl. Das Sitzen in Kreisform oder am „runden Tisch" fördert den Austausch.

Der Moderator ist freundlich, bleibt neutral, dominiert nicht, sondern hilft den „Experten". Dabei muss sie nicht selbst tief im Thema stehen. Gut ist ein „lockeres" Klima, es darf auch mal gelacht werden. Sie achtet auf die Zeit und auf die Verteilung der Redebeiträge. Eine Moderation kann je nach Anlass 15 Minuten oder mehrere Stunden dauern, auf jeden Fall sollte vorher der Rahmen festgelegt werden. Der Moderator hat die Aufgabe, zeitgerecht das Thema durch die Beteiligten von allen Seiten beleuchten zu lassen. Er achtet darauf, dass nicht lange monologisiert wird, alle Teilnehmer sollten sich kurz fassen.

Immer hilfreich sind Kommunikationsvereinbarungen für sachliche Gruppengespräche:

- Ehrlich und „bei sich selbst" bleiben
- Immer in „Ich-Form" reden
- Nur eine Person spricht
- Störungen sollten sofort bearbeitet werden

Diese Aussagen sind entlehnt aus dem bekannten und bewährten Konzept der „themenzentrierten Aktion (TZI)" nach Ruth Cohn (Löhmer und Standhardt 1992; LaRoi-Röhrs 1993), das viele weitere Aspekte umfasst. Hierzu sind zahlreiche Materialien und Publikationen im Internet zu finden.

Bei emotionalen Themen versachlicht der Moderator die Diskussion, greift auf, hakt nach. Wichtig ist, Fragen zu stellen, die das Gespräch weiterführen, den Austausch anregen.

Wichtig ist z. B., dass auch ruhigere Teilnehmende ihre Erfahrungen und Einstellungen einbringen, manchmal fragt der Moderator nach oder gibt Fragen in die Runde: „Was sagen die Anderen dazu? Hat jemand das auch schon erlebt?"

Um Zwischenschritte zu sichern, werden Aussagen oder Fragen für alle sichtbar aufgeschrieben (Visualisierung), hier ist es evtl. sinnvoll, eine weitere Person zu bitten, Notizen zu machen. Dazu einigt man sich kurz auf die „Anschrift" mit dicken Filzstiften. Geeignet sind dafür Flip-Charts oder auch andere Papierflächen, die an der Wand oder an einer Pinnwand befestigt werden, auch Kärtchen/Zettel mit Nadeln eignen sich. Flip-Chart-Anschriften erfolgen in Stichworten, groß und gut lesbar (evtl. üben). Eine Fotografie der Notizen kann quasi als Protokoll dienen.

Zum Schluss einer Sitzung soll ein Resümee gezogen werden, möglicherweise entsteht auch ein Konsens oder es müssen Aufgaben verteilt werden. Dazu sind Notizen hilfreich, etwa eine Tabelle zu den Aufgaben: Wer ist verantwortlich und bis wann?

Aufgabenverteilung, Beispiel für einen Flipchart-Anschrieb

Was?	Wer?	Bis wann?
Fotowand auf Station	*Jenny*	*Ende Juli*
Nachbestellung von Broschüren	*Klaus*	*Ende Juni*
Gespräch mit Hausmeister (wegen Reparaturen)	*Silke*	*Ende Juli*
Durchsicht aller Hilfsmittel (Rollis, Rollatoren, …)	*Daniel und Anja*	*Ende Juni*

Eine kleine Fortbildung zur Moderation kann hilfreich sein, häufig bieten innerbetriebliche Fortbildungen Kurzseminare an oder sie sind im Katalog von Volkshochschulen und anderen Bildungsstätten aufgeführt. Hier gibt es Übungsmöglichkeiten und viele Hinweise, besonders im Bereich Visualisierung können nützliche Verfahren kennengelernt werden: Mind-Maps, Ursache-Wirkungs-Diagramme, Felder-Tafeln, Pareto-Diagramme u. a. m. Eine Abfrage mit Kärtchen eignet sich, um unabhängige Eindrücke von jedem Teilnehmenden zu erhalten.

Für den Anfang aber reicht sicher auch ein preiswertes Buch, zu dem Thema gibt es immer wieder „Kitteltaschenformat-Ausgaben".

> **Tipps für eine gute Moderation**
> - Alle Teilnehmer im Blick haben
> - Freundlich unterstützen
> - Auf die Zeit achten
> - Problempunkte erkennen
> - Zwischenergebnisse bündeln

Manche Menschen haben ein „Naturtalent" zur Moderation, sie werden dann im Kollegenkreis immer wieder in diese Rolle gebeten. In der kollegialen Beratung ist vorgesehen, dass diese Funktion wechselt, auch damit jeder einmal beratender Kollege sein kann. Deswegen: Trauen Sie sich!

■■ **Literaturtipps**

- Große, Stefan (2018) Moderationskompetenzen: Kommunikationsprozesse in Gruppen zielführend begleiten, Springer. ISBN 978-3-658-16905-3
- Seifert J. W (2011) 30 Minuten Moderation. Gabal, ISBN-13: 978-3869362977
- Rachow Axel, Sauer Johannes (2018) Der Flipchart-Coach. Profi-Tipps zum Visualisieren und Präsentieren am Flipchart, managerSeminare Verlags GmbH, ISBN-13: 978-3941965942

2.9   Einbettung in TeamCARE

Der Pflegeberuf ist vielfach Teamarbeit. Ein Team wird dann gebildet, wenn ein komplexes Verhalten eine interdisziplinäre Zusammenarbeit erfordert. Teams können Rückhalt bieten und Raum für eine stärkende Reflexion und Weiterentwicklung, wie sie für die kollegiale Beratung gebraucht wird.

■■ **TeamCare: Wir achten aufeinander und sehen die Ressourcen unseres Teams!**

Pflegende arbeiten meist in Teams – auf Station im Krankenhaus oder im Wohnbereich eines Altenheims, sodass die Teamebene, neben dem individuellen (psychischen) Wohlbefinden des Pflegenden, gepflegt werden muss, damit Teamarbeit gelingen kann. Die Förderung von TeamCare (Lexa 2014; Werner 2014) ist dabei kein Selbstzweck, sondern dient unmittelbar dem Wohl des Patienten oder Bewohners. Pflegende, die Rückhalt und Entlastung im Team erfahren, gehen gestärkt in die Interaktion mit Klienten. Gestärkt bedeutet hier, dass durch einen guten Teamzusammenhalt auch eine kritische Selbstreflexion des Pflegenden auf der individuellen Ebene ermöglicht wird. Ein Team, das sich um sich selbst kümmert (sich pflegt), schaut auf alle einzelnen Teammitglieder. Es erkennt frühzeitig, wenn Überlastungssituationen oder Konflikte im Team entstehen. Durch gelebte TeamCare werden die Ressourcen aber auch die Grenzen eines Teams sichtbar und spürbar.

Das kann „Team" alles sein:

- Berufserfahrung, Wissen und Können
- Soziale Interaktion: Es macht Spaß und Freude mit Kollegen zu arbeiten und zu kommunizieren.
- Stütze und Stärkung
- Verständnis
- Auch möglich: Anlass für Belastung und Streit

In einer kollegialen Beratung erfahre ich, welche Sicht meine Kollegen auf ein Thema haben oder wie sie mit Erlebnissen umgehen.

Folgende Fragen können als Leitfaden dienen, Ihr Team näher im Blick zu behalten:

- Wie geht es meinen Kollegen im Moment? Wie geht es jedem Einzelnen?
- Wie erleben die Kollegen im Einzelnen ihre pflegerische Arbeit mit Patienten, Angehörigen und anderen Gesundheitsberufen?
- Welche Ressourcen haben meine Kollegen?
- Wie gehen die Kollegen einzeln und im Team mit belastenden Situationen um?
- Wo sind die Grenzen unseres Teams?
- Welche Unterstützung benötigt unser Team im Moment, z. B. vom Management, von der Leitung oder von anderen?
- Wie stärkt sich unser Team?

Literatur

Abt-Zegelin A (2013) Gespräche in der Pflege: Pflege ist Kommunikation. Die Schwester Der Pfleger 57(7) 636–640

Abt-Zegelin A, Schieron M (2012) Kollegiale Beratung in der Pflege: Von Kollege zu Kollegin. Die Schwester Der Pfleger, 51(01): 2–25

Agnew DT, Vaught CC, Getz H, Fortune J (2000) Peer group clinical supervision program fosters confidence and professionalism. Professional School Counseling, 4(1): 6–12

Akhurst J, Kelly K (2006) Peer group supervision as an adjunct to individual supervision: optimizing learning processes during psychologists' training. Psychology Teaching Review 12(1): 3–15

Bamberger G (2013) Gelingende Kommunikation: Entscheidend ist eine Haltung der Eingelassenheit. Die Schwester Der Pfleger, 57(7): 640–646

Baumgärtner W (2013) Eine kurze Einführung in Balint-Arbeit. Balint Journal, 14(02): 62–63

Belardi N (2002) Supervision. Grundlagen, Techniken, Perspektiven. C.H. Beck, München

Borchart D, Galatsch M, Dichter M, Schmidt SG, Hasselhorn HM (2011) Gründe von Pflegenden ihre Einrichtung zu verlassen: Ergebnisse der Europäischen NEXTStudie, verfügbar über www.next.uniwuppertal.de/download.php?f=d15ebb922cbacf5ba23abd-9778dc0a60&target=0 4567, letzter Abruf 01.2018

Chou LP, Li CY, Hu SC (2014) Job stress and burnout in hospital employees: Comparisons of different medical professions in a regional hospital in Taiwan. BMJ Open 4

Döring C (2011) Coaching: Strukturen, Bedingungen und ausgewählte Anwendungen. Diplomica, Hamburg

Edmüller A (2012) Moderation. Haufe, Göttingen

Fallner H, Gräßlin, HM (1990) Kollegiale Beratung. Eine Systematik zur Reflexion des beruflichen Alltags. Ursel Busch Fachverlag, Hille

Fengler J (1986) Supervision, Intervision und Selbsthilfe. Gruppendynamik 17(1): 59–64

Fischer AW, Schaarschmidt U (2003) Beanspruchungsmuster in Pflegeberufen. In Ulich E (Hrsg.) Arbeitspsychologie in Krankenhaus und Arztpraxis. Arbeitsbedingungen, Belastungen, Ressourcen. Huber, Bern, S 169–194

Franz HW, Kopp R (2003) Die Kollegiale Fallberatung. Ein einfaches und effektives Verfahren zur „Selbstberatung". Sozialwissenschaften und Berufspraxis 26(3): 285–294

Galatsch M, Li J, Derycke H, Muller BH, Hasselhorn HM (2013) Effects of requested, forced and denied shift schedule change on work ability and health of nurses in Europe –results from the European NEXT-Study. BMC Public Health 13, 1137. doi: 10.1186/1471-2458-13-1137

Galler K, Kopp R, Vonesch L (2001) Kollegiale Fallberatung in der organisationellen Praxis. Personal (2): 90–96

Graf N (2014) Mentoring: Das Praxisbuch für Personalverantwortliche und Unternehmer. Springer, Gabler, Wiesbaden

Grossman SC (2013) Mentoring in nursing: a dynamic and collaborative process. Springer, New York

Haas-Unmüssig P, Wald A (2002) Lösungen gemeinsam finden. Kollegial beraten: freiwillig, eigenverantwortlich vertraulich. Forum Sozialstation 6(118): 18–21

Hamburger A, Mertens W (2017) Supervision – Konzepte und Anwendungen, Band 1: Supervision in der Praxis – ein Überblick: W. Kohlhammer, Stuttgart

Hasselhorn HM, Müller BH, Tackenberg P (2005) Die NEXT-Studie - Relevanz der Ergebnisse für Deutschland. Paper presented at the 36. Delegiertenversammlung des Deutschen Berufsverbandes für Pflegeberufe (DBfK), Berlin

Herwig-Lempp J (1997) Die Ressourcen der TeilnehmerInnen nutzen – Handwerkszeug für die systematische Supervision in der Gruppe. Familiendynamik 2(3): 46–289

Jenull B, Brunner E, Ofner M, Mayr M (2008) Burnout und Coping in der stationären Altenpflege: Ein regionaler Vergleich an examinierten Pflegekräften. Pflege: 1, 16–24

Jung F (1979) Balint-Gruppen Im Pflegebereich. Eine Übersicht über praktische und theoretische aspekte. 1. Folge: Ein neuer Weg der Hilfe für Helfende. Die Schwester Der Pfleger, 18(11): 824–827

Jung F (1980) Balint-Gruppen Im Pflegebereich. Eine Übersicht über praktische und theoretische Aspekte. 2. Folge: Wo werden Balint-Gruppen überall angewendet? Die Schwester-Der Pfleger, 19(1): 54–56

Kapsch K (2014) Kollegiale Beratung: Beratung in der Pflege – mal anders JuKiP(3): 71–77

Koch-Straube U (2008) Beratung in der Pflege (Vol. 2. Auflage). Hans Huber, Bern

Kocks A, Höffgen-Horst A, Wiszniewsky G, Britten F (2015) Pflege ist Kommunikation. JuKiP – Ihr Fachmagazin für Gesundheits- und Kinderkrankenpflege, 04(01): 5-29. doi: 10.1055/s-0035-1544962

Kocks A, Kapsch K, Tietze KO (2015) Gemeinsame Lösungen finden: Kollegiale Beratung. Die Schwester Der Pfleger 55(2): 42–44

Kocks A, Segmüller T, Zegelin A (2017) Pflege ist Kommunikation und die Basis für vielschichtige Beratungsmomente. In I. Pick (Ed.) Beratung in der Interaktion: Eine gesprächslinguistische Typologie des Beratens. Peter Lang, Frankfurt

Kopp R, Vonesch L (2003) Die Methodik der Kollegialen Fallberatung. In: Franz HW, Kopp R (Hrsg) Kollegiale Fallberatung. State of the art und organisationale Praxis. Bergisch Gladbach: Edition Humanistische Psychologie, S 53–92

Lakeman R, Glasgow C (2009) Introducing peer-group clinical supervision: an action research project. Australian College of Mental Health Nurses 18: 04–210

LaRoi-Röhrs Td (1993) Die Entwicklung des Wirs im Sinne der „Themenzentrierten Interaktion" nach Ruth Cohn Wahrnehmung und Gestaltung der Wir-Bildung im Verlauf von Trainingsgruppen aus der Sicht der Gruppenleitung

Lemmer L (2015) Gemeinsam wachsen. Mentoring. Die Schwester, der Pfleger: die Fachzeitschrift für Pflegeberufe, 54(10): 90–92

Lexa N (2014) Die Stärke der Gruppe bewusst einsetzen: Der Pflegeberuf ist sehr fordernd. Bewusste Teamarbeit kann jedoch als Ressource zur Burnout-Prophylaxe genutzt werden. Pflegezeitschrift 67(8)

Li J, Galatsch M, Siegrist J, Muller BH, Hasselhorn HM, European NEXT study group (2011) Reward frustration at work and intention to leave the nursing profession – prospective results from the European longitudinal NEXT study. [Research Support, Non-U.S. Gov't]. Int J Nurs Stud, 48(5): 628–635. doi: 10.1016/j.ijnurstu.2010.09.011

Lippmann E (2009) Intervision. Kollegiales Coaching professionell gestalten. Berlin, Heidelberg, New York: Springer Verlag

Lippmann E (2013) Coaching: Angewandte Psychologie für die Beratungspraxis. Springer Berlin Heidelberg

Lippmann E (2013) Intervision. Kollegiales Coaching professionell gestalten. Berlin, Heidelberg: Springer Verlag

Loffing C (2003) Coaching in der Pflege. Huber, Bern

Löhmer C, Standhardt R (1992) TZI. Pädagogisch-therapeutische Gruppenarbeit nach Ruth C. Cohn. Klett-Cotta, Stuttgart

Mentzel W (2008) Moderation: die besten Techniken für die Teamarbeit. Beck, München

Mutzeck W (1999) Kooperative Beratung: Grundlagen und Methoden der Beratung und Supervision im Berufsalltag. Deutscher Studien Verlag, Weinheim

Nist M (2017) Ein hilfreicher Perspektivwechsel. Berufsbegleitende Supervision in einer fachübergreifenden Balint-Gruppe. Dr. med. Mabuse 42, 53–55

Nold B (1998) Kollegiale Praxisberatung in der Lehrerausbildung. Konzeptualisierung und Evaluierung eines Modells für den Vorbereitungsdienst. Tübingen: Medien Verlag Köhler

Pollock A, Campbell P, Deery R, Fleming M, Rankin J, Sloan G, Cheyne H (2017) A systematic review of evidence relating to clinical supervision for nurses, midwives and allied health professionals. J Adv Nurs 73(8): 1825–1837. doi: 10.1111/jan.13253

Potter P, Deshields T, Divanbeigi J, Berger J, Cipriano D, Norris L, Olsen S (2010): Compassion fatigue and burnout: prevalence among oncology nurses. Clin J Oncol Nurs 14(5): E56-62. doi: 10.1188/10.CJON.E56-E62

Rimmasch T (2003) Kollegiale Fallberatung – Was ist das eigentlich? Grundlagen, Herkunft, Einsatzmöglichkeiten des Verfahrens. In H.-W. Franz R. Kopp (Hrsg.) Kollegiale Fallberatung. State of the art und organisationale Praxis (S 17–51) Bergisch Gladbach: Edition Humanistische Psychologie

Roddewig M (2016) Kollegiale Beratung in der Gesundheits- und Krankenpflegeausbildung. Padua, 11(1): 37–44. doi: 10.1024/1861-6186/a000291

Rotering-Steinberg S (2001) Erfahrungsbericht: Fünf Jahre Kollegiale Supervision für den Praxisbereich „Rehabilitation" einer Krankenversicherung. Gruppendynamik und Organisationsberatung, 32(4): 433–460

Salomonsson B (2017) Intervision. W. Kohlhammer, Stuttgart

Schieron M (2012) Beratungsformen Kollegiale Beratung. Die Schwester Der Pfleger (01): 4–25

Seifert JW (2012) 30 Minuten Online-Moderation (Vol. s.l.) Gabal, Offenbach am Main

Seinsch P (2007) Mit Menschen so offen sprechen können ohne Anfeindung. Kollegiale (Fall) Beratung mit Pflegenden und PraxisanleiterInnen im Pflegedienst an einer Universitätsklinik. In Lumma M (Hrsg) Counseling Humanistische Psychologie, Interkulturelles und Institutionelles, Praxiskonzepte für die Neuorientierung, S. 99–115

Sickendiek U, Engel F, Nestmann N (2008) Eine Einführung in sozialpädagogische und psychosoziale Beratungsansätze. Weinheim. Juventa Verlag, München

Sperling JB (2011) Moderation: effiziente Besprechungen und Projektmeetings (Vol. Freiburg u. a.) Haufe, Göttingen

Staudacher D (2012) Mentorinnen: Inspirierende Vorbilder: Chancen und Grundlagen einer „Mentoring-Kultur" in der Pflege. Padua: die Fachzeitschrift für Pflegepädagogik, 7(5): 91–293

Stets HJ (2017) Reflexive Supervision – wichtiges Tool im Pflegedienst: Reden hilft! Professioneller Blick von außen entlastet. Pflegezeitschrift: Fachzeitschrift für stationäre und ambulante Pflege 70(8): 9–11

Tietze KO (2010) Wirkprozesse und personenbezogene Wirkungen von kollegialer Beratung. Theoretische Entwürfe und empirische Forschung. VS Verlag für Sozialwissenschaften, Wiesbaden

Tietze KO (2016a) Kollegiale Beratung. In Dick M, Marotzki W, Mieg H (Hrsg) Handbuch Professionsentwicklung. UTB, Bad Heilbrunn

Tietze KO (2018) Kollegiale Beratung – Problemlösungen gemeinsam entwickeln. 9. Aufl. Rowohlt, Reinbek

Werner S (2014) Miteinander statt gegeneinander: Im Fokus Team, Teamentwicklung und Teamarbeit. Pflegezeitschrift, 67(8)

Struktur und Ablauf der kollegialen Beratung

Andreas Kocks, Tanja Segmüller

© Springer-Verlag GmbH Deutschland, ein Teil von Springer Nature 2019
A. Kocks, T. Segmüller (Hrsg.), *Kollegiale Beratung im Pflegeteam*
https://doi.org/10.1007/978-3-662-57789-9_3

Kollegiale Beratung folgt einer vorgegebenen Struktur, die sowohl die unterschiedlichen Rollen definiert ist, als auch einem festen Phasenplan mit verteilten Sprechanteilen folgt. Die Einhaltung dieser Vorgaben ist zentral für die Qualität des Beratungsprozesses und wird von einem Moderator gelenkt und überwacht.

Kollegiale Beratung wird bereits seit Jahrzehnten in zahlreichen Berufsfeldern umgesetzt. Hierzu zählen insbesondere die Bereiche der sozialen Arbeit, der Wirtschaft oder der Pädagogik wie Schulberater, Psychologen, Familienberater, Lehrende, Führungskräfte oder Krankenversicherungsangestellte. In der Pflege hat kollegiale Beratung bereits vor einiger Zeit das Interesse geweckt. 1985 veröffentlichte eine Gruppe von Krankenpflegerinnen um Shields ein Buch mit dem Namen *Peer Consultation in a Group Context. A Guide for Professional Nurses* (Shields et al. 1985). Hier beschreiben die Herausgeberinnen auf Basis ihrer mehrjährigen Erfahrungen kollegiale Beratung als geeignete Methode für Pflegende, mit der eine gemeinsame und gegenseitige Beratung von beruflichen Problemen und Anliegen ermöglicht wird.

In den letzten Jahren hat kollegiale Beratung auch Einzug in die deutschsprachigen Lehrbücher der Pflege wie auch in die Aus-, Fort- und Weiterbildung gehalten. Die Sektion Beraten, Schulen, Informieren (BIS) der Deutschen Gesellschaft für Pflegewissenschaft (DGP) empfiehlt das Instrument der kollegialen Beratung zur systematischen, regelmäßigen Qualitätssicherung, Qualitätsentwicklung und Gesundheitsförderung für Pflegende (Kocks et al. 2012).

Kollegiale Beratung ist eine lebendige, kreative und wertschätzende Möglichkeit, konkrete Praxisfragen bzw. -probleme in einer Gruppe ohne zusätzliche externe Begleitung (beispielsweise durch hinzugezogene Supervisoren) zu reflektieren, um gemeinsam nach Lösungen zu suchen. Kollegiale Beratung ist demnach ein strukturiertes Beratungsgespräch in einer Gruppe beruflich Gleichgestellter, in dem ein Teilnehmer von den übrigen Teilnehmern nach einem festgelegten Ablauf mit verteilten Rollen beraten wird (Tietze 2018).

Ziel ist es, Lösungen für eine konkrete berufliche Schlüsselfrage zu entwickeln. Die kollegiale Beratung nutzt in diesem Sinn das Wissen und die Fähigkeiten im Team, indem sie kurz, pragmatisch und handlungsorientiert einen strukturierten Rahmen gibt, der den effizienten Wissens- und Informationstransfer unterstützt. Gerade hier kann die wertschätzende Grundhaltung gegenüber den beratenden Teammitgliedern als unterstützendes Element für eine gelungene Zusammenarbeit und Wertschätzung für jede einzelne Person herausgearbeitet werden.

Ein wesentliches Element der kollegialen Beratung ist – neben der strengen Reglementierung, welche Person welche Sprechanteile hat und welche Personen zuhören – insbesondere die feste Rahmung durch die zeitliche Begrenzung der einzelnen Phasen. Dies führt in der Regel dazu, dass sich alle Beteiligten gut sammeln und auf die wesentlichen Aspekte beschränken können.

Im Folgenden werden die Grundlagen der kollegialen Beratung nach Tietze (2016a, 2018) vorgestellt. Sie beruhen auf Kommunikationsregeln sowie einem vorgegebenen Ablaufschema mit 6 Phasen.

3.1   Die vier bzw. fünf Rollen in der kollegialen Beratung

Kollegiale Beratung braucht unterschiedliche Rollen, die in jedem Beratungsprozess neu verteilt werden. Neben einem Fallerzähler und der Beratergruppe braucht es noch einen Moderator und einen Sekretär.

Kollegiale Beratung ist eine Gruppenarbeit mit 5–10 festen Teilnehmenden (Tietze 2018). Wie in allen Modellen der kollegialen Beratung nehmen die Teilnehmenden wechselseitig unterschiedliche Rollen im Beratungsprozess ein (Tietze 2010, 2018). Diese Rollen sind mit unterschiedlichen Aufgaben verbunden. Dem Grundprinzip der Gleichrangigkeit und Gleichberechtigung der Beteiligten folgend, wird keine feste Rollenzuteilung angestrebt. Vielmehr geht es darum, dass die verschiedenen Rollen bei unterschiedlichen Beratungsanlässen in jeder Beratungsrunde wechseln. So hat jedes Mitglied der Gruppe die Möglichkeit, einen Fall als Fallerzähler einzubringen oder in der Gruppe der Berater zu sein. Bei jedem Beratungsdurchlauf sind dementsprechend die Rollen neu zu verteilen

Folgende Rollen werden unterschieden:

- ▪ **1. Fallerzähler**

Der Fallerzähler löst die kollegiale Beratung aus. Sein Beratungs- und Unterstützungsbedarf bezüglich seines beruflichen Problems oder seiner zu meisternden Aufgabe steht im Zentrum des Beratungsprozesses. Diese bringt er sprachlich im Sinne einer persönlichen, subjektiven Schlüsselfrage mit den wesentlichen Informationen ein und bestimmt so das Ziel des Beratungsprozesses.

Hierzu präsentiert er knapp, spontan ohne aufwendige Vorbereitung in einer kurzen Falldarstellung die Ausgangslage bzw. das sich für ihn daraus ergebende Spannungsfeld und beantwortet auf Nachfrage kurz und knapp Verständnisfragen der Beratungsgruppe. Den Abschluss seiner Schilderung bildet die Formulierung der Schlüsselfrage, die er in diesem Rahmen beantwortet haben möchte. Er beteiligt sich an der Methodenwahl, mit welcher die Beratungsgruppe seinen Beratungsbedarf (▶ Abschn. 3.2.4) bearbeiten soll. Im folgenden Beratungsprozess hört er den Beratenden nur zu, ohne sich in die Diskussionen einzubringen. Am Ende des Prozesses nimmt der Fallerzähler Stellung zu den gemachten Beratungsvorschlägen und legt dar, was er nun in Bezug auf seinen Fall als Nächstes zu tun gedenkt. Der Fallerzähler „ist selbst Experte für seine berufliche Praxis und kann am besten selber einschätzen, welche der entwickelten Lösungen dort passen könnten" (Tietze 2018). Zusammenfassend ist der Fallerzähler als Kunde der Fallberatung im Sinne einer Dienstleistung zu sehen. Seine Bedürfnisse und Zielsetzungen allein stehen im Zentrum des Beratungsprozesses.

■ 2. Moderator

Kollegiale Beratung wird immer von einem Moderator geleitet und strukturiert. Diese Vorgabe trägt der Herausforderung Rechnung, dass kollegiale Beratung zur vollen Wirkungsentfaltung sehr streng an ihre Regeln und Kommunikationsvorgaben gebunden ist, die einer „normalen" Alltagskommunikation fremd sein können. Es braucht jemanden, der auf die Einhaltung dieser Vorgaben achtet. Die Erfahrung zeigt, dass in den ersten Sitzungen ein Moderator gewählt werden sollte, der über gute Methodenkompetenz verfügt. Er wirkt als Rollenmodell und andere Mitglieder können langsam an diese Rolle herangeführt werden. Grundsätzlich sollten aber alle Gruppenmitglieder auch in die Rolle der Moderation wechseln.

Vorerfahrungen oder gar spezielle Moderationstrainings sind nicht notwendig (▶ Kap. 2, Moderation). Sie leitet den Gruppenprozess durch die unterschiedlichen Phasen der kollegialen Beratung, achtet auf die Einhaltung der gegebenen Regeln, aktiviert die Gruppe sowie die einzelnen Personen und unterstützt bei Formulierungen und Präzisierungen, indem sie beispielsweise Gesprächs- und Gedankenfäden verbindet oder sortiert.

Wichtig ist ihre enge Verbindung zum Fallerzähler, deren Beratungsbedarf immer im Fokus der Aktivitäten steht. Der Moderator achtet auf den Fallerzähler und dessen Anliegen und Befinden. Hierzu eröffnet und schließt der Moderator beispielsweise die Beratungsrunde, unterstützt den Fallerzähler bei der Findung und Formulierung seiner Schlüsselfrage, z. B.:

Welchen Auftrag haben Sie heute an die Berater?

Diesen Prozess kann sie beispielsweise begleiten, indem sie die Fallerzählung mit Stichworten oder bildlich gemeinsam mit dem Sekretär auf einer Tafel/Flipchart festhält. Darüber hinaus achtet sie auf die Einhaltung der Zeiten und verkündet die unterschiedlichen Phasen der kollegialen Beratungen (▶ Abschn. 3.2), indem sie kurz deren Inhalte und Zielsetzungen beschreibt.

■ 3. Berater

Die anderen Teilnehmenden der kollegialen Beratung werden aktiv als Berater eingebunden, diese Rolle wird also immer mit mehreren Personen besetzt. Die Berater respektieren die Perspektive und Problemsicht den Fallerzähler und nehmen sein Anliegen wertschätzend ernst. Als kollegiale Berater bringen sie ihre Ideen, Gedanken, Erfahrungen, das Wissen und ihre Fragen ein, um so den Fallerzähler bei der Beantwortung seiner Schlüsselfrage zu unterstützen. Sie hören den Beschreibungen des Fallerzählers wertungsfrei zu, sie stellen Verständnis- und

Vertiefungsfragen, verstehen sein Anliegen, bearbeiten den Beratungsbedarf in der Phase der Beratung intensiv und formulieren abschließend einen Strauß an Hinweisen bzw. Vorschlägen, z. B.:

Wenn ich in einer vergleichbaren Situation wäre, würde ich...
Ich habe die Erfahrung gemacht, dass ....

Im Vordergrund steht die Entwicklung einer Vielzahl von Lösungsmöglichkeiten, die die Handlungsoptionen des Fallerzählers erweitern sollen.

▪ 4. Protokollant/Sekretär

Darüber hinaus hat es sich bewährt, einen Protokollanten bzw. Sekretär zu bestimmen. Dieser fasst kurz die wesentlichen Schritte und Inhalte der kollegialen Beratung für die Beteiligten mit Stichworten oder Skizzen zusammen, beteiligt sich aber auch selbst an der Beratungsgruppe. Somit steht der Beratungsprozess des Fallerzählers allen Mitgliedern der Beratungsgruppe auch nach dem Beratungsprozess zur individuellen Reflexion oder auch Nachverfolgung zu Verfügung. Hierfür ist es sinnvoll, dass man sich in der Gruppe darauf verständigt, wie mit den Protokollen umgegangen werden soll und wem die Protokolle zur Verfügung gestellt werden. Es hat sich bewährt, das letzte Protokoll der vorherigen Sitzung bei einer erneuten Sitzung einmal kurz anzusprechen. So kann geschaut werden, was der Fallerzähler aus den Beratungsergebnissen entwickeln konnte. Im Sinne der Transparenz ist auch zu überlegen, welche Informationen an Vorgesetzte und vielleicht auch nicht teilnehmende Teammitglieder außerhalb der Beratungsgruppe weitergegeben werden. Da kollegiale Beratung sehr von Offenheit und Vertrauen innerhalb der Beratungsgruppe profitiert, sollte immer nur eine abgespeckte Version beispielsweise mit einer kurzen, zusammenfassenden Beschreibung des Beratungsanlasses und Themas weitergegeben werden. Diese Transparenz trägt dazu bei, kollegiale Beratung in einer Organisation nicht als einen geheimen, abgeschlossenen inneren Zirkel zu erleben. Hilfreich kann auch eine fotodokumentarische Protokollierung der gemachten Notizen sein. Ein Prozessbeobachter kann am Ende der Beratung der Gruppe noch ein Gesamtfeedback geben.

Wenn die Beratungsgruppe groß genug ist, dass mindestens vier Berater am Beratungsprozess mitwirken, kann es sinnvoll sein zusätzlich zu den vier o. g. obligatorischen Rollen einen Prozessbeobachter zu bestimmen.

▪ 5. Prozessbeobachter

Diese Rolle dient der Qualitätsentwicklung der Gruppe selbst. Der Beobachter nimmt selbst nicht am Prozess der kollegialen Beratung teil. Er sitzt in der Regel etwas abseits und beobachtet den Prozess der Kollegen. Wenn die kollegiale Beratung im sechsten Prozessschritt abgeschlossen ist, spiegelt er der Gruppe seine subjektiven Beobachtungen. Es empfiehlt sich, diese Wahrnehmungen bestmöglich ohne zu werten oder zu interpretieren, als Ich-Botschaften zu formulieren, z. B.:

Ich habe gesehen, dass der Fallerzähler und die Beratungsgruppe über Gestik und Mimik direkt miteinander kommuniziert haben, vielleicht sollten wir…

Ich habe gesehen, dass die Zeiten im Ablaufschema nicht ausreichend beachtet wurden.

Dies gibt der Gruppe die Möglichkeit, sich ihre kollegiale Beratung qualitativ weiterzuentwickeln.

> **Tipps zur Rollenverteilung**
> - Verteilen Sie die Rollen zu Beginn einer Beratungsrunde spontan.
> - Es soll keine feste Rollenverteilung geben. Die Rollen wechseln zwischen den Gruppenmitgliedern bei jeder Fallberatung.
> - Der Beratungsprozess lebt von Vertrauen, Offenheit und Kreativität.

3.2   Der Ablauf – die 6 Phasen der kollegialen Beratung

Kollegiale Beratung durchläuft 6 unterschiedliche Phasen, die mit unterschiedlichen Inhalten und Sprechanteilen belegt sind. Insgesamt dauert ein Beratungsprozess etwa 45 Minuten.

Kollegiale Beratung gliedert den Ablauf in 6 unterschiedliche Phasen, die zusammen maximal 45 bis 60 Minuten dauern sollten, wobei die zweite und die fünfte Phase jeweils bis zu 15 Minuten dauern dürfen, die anderen Phasen jedoch deutlich kürzer zu halten sind (Tietze 2018).

3.2.1   Phase 1: Casting (Dauer ca. 5 Minuten)

Sobald sich alle Teilnehmenden zusammengefunden haben, beginnt der Prozess mit einer einleitenden Runde.

Die Phase 1 sollte mit einem **kurzen Bericht des Fallerzählers aus dem vorherigen Termin der kollegialen Beratung** beginnen, z. B.:

Bei unserem letzten Treffen haben wir von … den Fall … besprochen. Konntest du Hinweise aus der kollegialen Beratung in deiner Situation gewinnbringend anwenden und wie hat sich der Fall entwickelt?

Dieser kurze Rückblick bietet der Gruppe die Möglichkeit, von den Auswirkungen ihrer Beratungsempfehlungen zu lernen. Es ist darauf zu achten, dass der Bericht des vorherigen Fallerzählers auf einen kurzen Bericht beschränkt wird und sich keine Diskussion entspannt. Auf den Bericht folgt die Identifizierung des

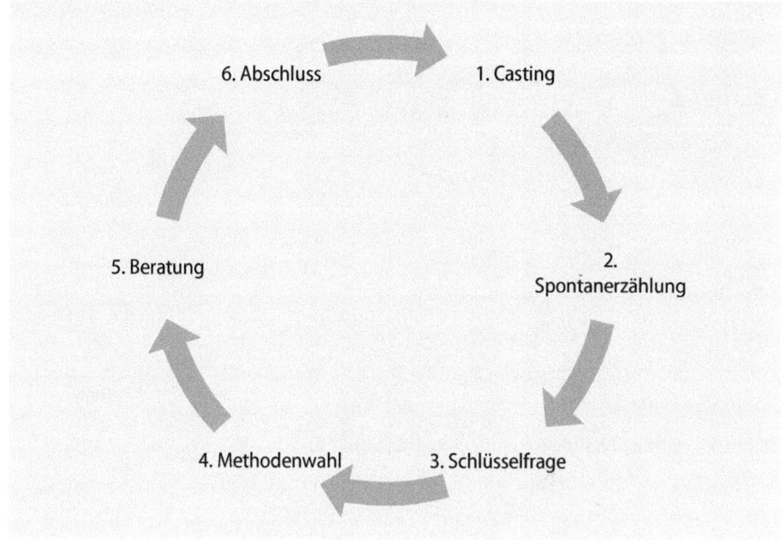

☉ Abb. 3.1 Die 6 Phasen in der kollegialen Beratung (nach Tietze 2018)

aktuellen, neuen Beratungsbedarfes (**Themenfindung**) und der daran gebundene Rollenverteilungen.

Die Initialrunde wird von irgendeinem der Mitglieder angeleitet. Die Anwesenden berichten reihum von ihrer aktuellen Situation, ihren Herausforderungen, Problemen oder besonderen beruflichen Ereignissen. Es kann auch sein, dass einzelne Personen sehr konkrete Punkte benennen können, zu denen sie beraten werden möchten.

Es hat sich bewährt, dass jede ihre kurze Themenvorstellung mit einer Einschätzung zur Dringlichkeit und Tragweite schließt, beispielsweise mit der Einschätzung auf einer Skala von eins bis zehn. Diese Einschätzung hilft, hinterher gemeinsam besser abstimmen zu können, welches Thema weiter bearbeitet werden soll. Es ist wichtig, sich in dieser vorbereitenden Themensammlung so zu disziplinieren, dass nur kurz das Thema und der mögliche Schwerpunkt benannt werden. Eine inhaltliche Diskussion wie sie sich in Alltagsgesprächen gerne direkt entspannt, ist zu vermeiden.

Steht der Fall und damit auch die oder der Fallerzählende fest, wird die Moderatorenrolle für den aktuellen Beratungsprozess vergeben. Der Moderator übernimmt nun die Leitung des weiteren Prozesses und vergibt die weiteren Rollen des Sekretärs und legt bei ausreichender Anzahl von Gruppenmitgliedern auch einen

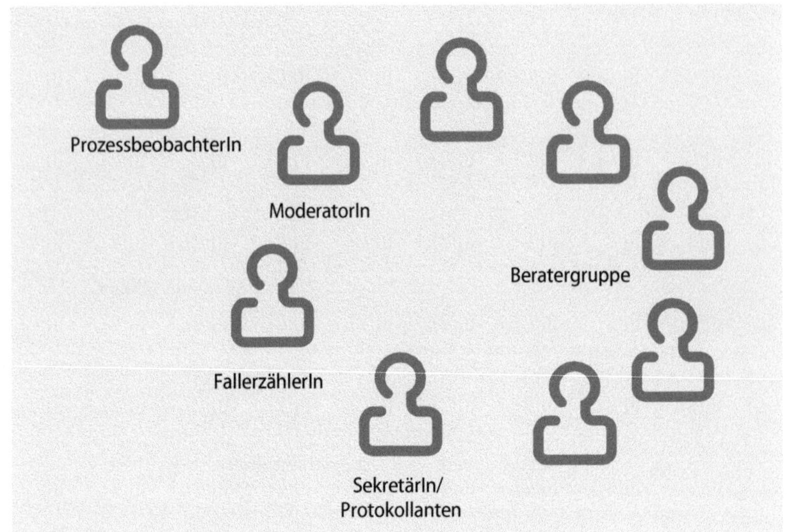

◘ Abb. 3.2   Die unterschiedlichen Rollen in der kollegialen Beratung

Prozessbeobachter fest. Alle übrigen Teilnehmenden sind automatisch der Gruppe der Berater zugeordnet (◘ Abb. 3.2).

Es hat sich bewährt, dass der Moderator die einzelnen Phasen der kollegialen Beratung verbal deutlich markiert, sodass alle Teilnehmenden ihre Kommunikationsverhalten und ihre volle Aufmerksamkeit entsprechend den einzelnen Phasen der kollegialen Beratung steuern können, z. B.:

Wir haben einen Fall, einen Fallerzähler und wir haben alle Rollen verteilt. Wir verlassen jetzt die Phase des Castings und wechseln in die 2. Phase der Spontanerzählung des Fallerzählers.

3.2.2   Phase 2: Spontanbericht des Fallerzählers (Dauer 10–15 Minuten)

In der Phase des Spontanberichtes berichtet der Fallerzähler spontan von seinem Problem, seiner Herausforderung, seiner Aufgabe, zu der er gerne beraten werden möchte. In dieser Phase unterhalten sich nur der Fallerzähler und der Moderator. Kurze inhaltsbezogene Rückfragen der Berater werden gegen Ende kurz zugelassen.

Die Spontanerzählung beginnt, nachdem der Moderator den Fallerzähler gebeten hat, der Gruppe das Fallgeschehen zu berichten. Eine Orientierung zur Falldarstellung kann eine Strukturhilfe geben (▶ Kap. 6).

> **Unterstützungsfragen für die Falldarstellung**
> - Orientierungsdaten: W-Fragen (Wer, Wie, Was, Wann, Wo)
> - Falldarstellung: Was ist geschehen? Was ist die Schwierigkeit? Was ist die Besonderheit? Was ist die Aufgabe? Was ist das Ziel? …
> - Beteiligte: Wer ist alles an dem Fall, der Aufgaben, dem Problem beteiligt?
> - Zeitliche Dimension: Seit wann besteht der Fall und wie hat er sich entwickelt? Bis wann ist der Fall zu lösen?
> - Lösungsversuche: Welche Anstrengungen/Lösungsstrategien wurden bereits unternommen?
> - Eigene Emotionen zum Fall: Wie sind die eigenen Gedanken, Gefühle, Reaktionen auf den Fall?

Es hat sich bewährt, dass sich dieser Bericht als ein kurzes Gespräch zwischen dem Fallerzähler und dem Moderator entspannt, z. B.:

Lieber … (Fallerzähler), wir laden dich ein, uns kurz von deinem Fall, deinem Vorkommnis zu berichten.

Wichtig für diese Phase ist, dass nur der Fallerzähler mit Unterstützung des Moderators spricht. Alle anderen Teilnehmenden hören aufmerksam zu, sprechen aber nicht. Der Moderator kann den Fallerzähler unterstützen, indem er Verständnisfragen stellt, Verstandenes zusammenfasst und den Fallerzähler ermutigt. Es ist nicht notwendig, dass der Fallerzähler seine Darstellung umfangreich, vielleicht sogar schriftlich, im Vorfeld vorbereitet. Gerade die Spontanerzählung spiegelt die aktuelle Bedürfnislage und Emotionalität des Fallerzählers, was für einen fruchtbaren und kreativen Beratungsprozess vorteilhaft ist.

Gegen Ende der Spontanerzählung lädt der Moderator die beratende Gruppe ein, kurz und prägnant Verständnisfragen zu stellen, z. B.

Wir haben jetzt der Falldarstellung des Fallerzählers interessiert zugehört. Gibt es von der Beratergruppe Verständnisfragen, die vor dem Beratungsprozess noch zu klären sind?

Es ist darauf zu achten, dass diese Verständnisfragen nicht zu einem Dialog zwischen Fallerzähler und Beratergruppe führen, sondern dass einige sehr konkrete Punkte geklärt werden, die zum Verständnis des Falls relevant sind. Es kann sein, dass die Spontanerzählung dazu führt, dass ggf. Punkte nicht berichtet wären, die der Fallerzähler vielleicht erst später, z. B. im Beratungsprozess einfallen. Das ist nicht schlimm und hat keine relevante Auswirkung auf die Ergebnisqualität des Beratungsprozesses. Interessanterweise kann es für den Beratungsprozess auch

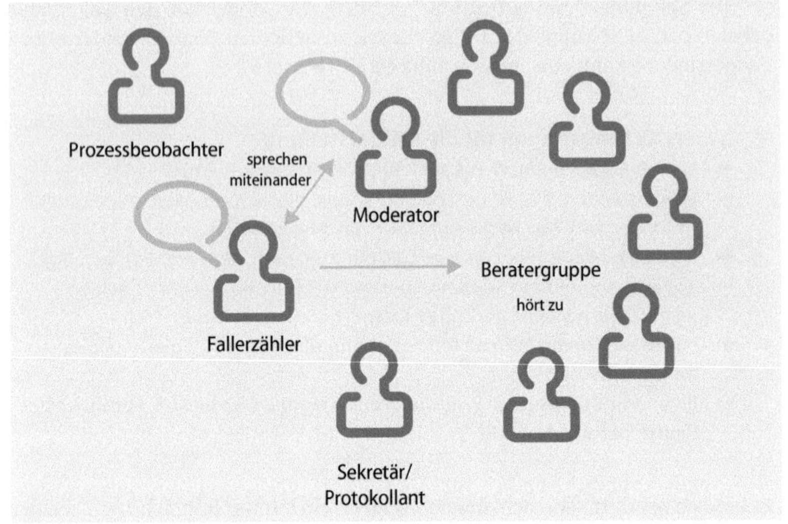

Abb. 3.3   Phase 2: Spontanbericht des Fallerzählers

wichtig sein, dass die Zuhörer darauf achten, wie, sprich mit welchen Worten, mit welcher Gestik und Mimik der Fallerzähler seinen Fall vorstellt. Der Fallerzähler ist nicht objektiv, er ist immer auch emotional an dem Fall, den Geschehnissen beteiligt (**◘** Abb. 3.3).

Die Spontanerzählung hat somit das Ziel, dass Berater, Moderator und Sekretär eine klare Vorstellung und ein Verständnis für den dargestellten Fall erhalten, um mit allen relevanten Informationen in die Beratung einsteigen zu können.

Tipps für eine gute Spontanerzählung
- Der Fallerzähler berichtet spontan ohne besondere Vorbereitung. Eine Orientierung zur Strukturhilfe für die Fallschilderung ist im Arbeitsblatt 5 in ▶ Kap. 6 gegeben.
- Der Moderator unterstützt den Fallerzähler in der Spontanerzählung (Interview)
- Alle anderen Teilnehmenden hören interessiert zu und dürfen gegen Ende der Falldarstellung kurz Verständnisfragen stellen.

Die zweite Phase der Spontanerzählung endet, wenn die Moderation sich bei allen Beteiligten rückversichert hat, dass der dargestellte Fall mit seinen Informationen ausreicht, um die Beratung im kollegialen Prozess mit der Formulierung der Schlüsselfrage fortführen zu können, z. B.:

Haben wir nun alle wichtigen Punkte der Falldarstellung zusammen und haben alle die Problemdarstellung verstanden?

3.2.3 Phase 3: die Formulierung der Schlüsselfrage (Dauer ca. 5 Minuten)

In der Phase der Schlüsselfrage formuliert der Fallerzähler mit Unterstützung des Moderators die Frage, zu der er von den Beratern beraten werden möchte.

Die Formulierung der Schlüsselfrage ist für den zu setzenden Fokus der nachfolgenden Beratung wichtig. Hierzu sollte eine offene Frage gefunden werden, die dem Erkenntnisinteresse des Fallerzählers entspricht.

> **Die Frage ist also der „Schlüssel" für den Beratungsprozess und das anzustrebende Ergebnis.**

Für einen kreativen Prozess, der neue Möglichkeiten und Entwicklungen aufzeigt, sollte eine Frage gefunden werden, die nicht einfach mit „ja" oder „nein" zu beantworten ist. Viel eher sollte es eine Frage sein, die auch die Berater anregt, ihre Erfahrungen und ihr Wissen einzubringen. In der Praxis haben sich hierzu insbesondere die zukunftsorientierten W-Fragen, die die zu beratende Person deutlich mit einem „Ich" in das Zentrum stellen, als praktisch erwiesen, z. B.:

Wie kann ich…?

Wann soll ich…?

Wen muss ich…?

Nicht immer fällt es dem Fallerzähler leicht, direkt und präzise die passende Frage zu formulieren. Die Moderation kann sich hier im Gespräch anbieten und Vorschläge machen, z. B.:

Was interessiert Dich genau an Deinem Fall?

Wozu möchtest Du beraten werden?

Habe ich Dich richtig verstanden, dass Du in diesem Punkt unsicher warst und andere Handlungsmöglichkeiten suchst?

Die dritte Phase der Schlüsselfrage ist beendet, wenn der Fallerzähler der Moderation rückmeldet, dass jetzt die passende Frage gefunden wurde, die seinem Erkenntnisinteresse und Klärungswunsch entspricht und das Beraterteam signalisiert, dass es die Frage verstanden hat, z. B.:

Lieber … (Fallerzähler), entspricht die gefundene Frage so jetzt deinem Klärungsbedürfnis?

Liebes Beraterteam, habt ihr die Frage verstanden?

3.2.4 Phase 4: die Methodenwahl (Dauer ca. 5 Minuten)

Der kollegialen Beratung steht eine Fülle von unterschiedlichen Methoden für den eigentlichen Beratungsprozess zur Verfügung. Der Fallerzähler wählt mit Unterstützung des Moderators eine Methode, die seiner Fragestellung und seinem Beratungsinteresse entspricht. Es empfiehlt sich durchaus, auch einmal die gewählten Methoden zu wechseln.

In der vierten Phase der kollegialen Beratung gilt es, die passende Methode zur Beantwortung der Schlüsselfrage zu finden. Dabei ist die Auswahl der zur Verfügung stehenden Methoden weitaus größer, als die oft in Gruppen genutzten assoziativen Verfahren, wie z. B. Brainstorming. Tietze (2018) gibt eine Reihe von Methoden an, etwa das Brainstorming, gute Ratschläge oder Resonanzrunden. Die Wahl der Methode richtet sich nach dem Fall bzw. der Frage.

Die große Bandbreite an Methoden und ganz besonders das Abwechseln dienen der bestmöglichen Beantwortung der Schlüsselfrage und halten den Prozess für die Gruppe insgesamt abwechslungsreich und interessant. In einem ersten Schritt erfolgt ein kurzes gemeinsames Überlegen in der Gruppe, die finale Auswahl der Beratungsmethode erfolgt durch den Fallerzähler. Es wird deutlich, wie stark die kollegiale Beratung auf die Bedürfnisse des Fallerzählers zugeschnitten ist. Er gibt die Fallgeschichte, definiert die Schlüsselfrage und gibt die Methode der Beantwortung vor. All dies erhöht den Nutzen für den Fallerzähler deutlich. Dabei kann die Beratung neue Handlungsoptionen aufzeigen oder die Perspektive und Einstellung der Fallerzähler verändern.

Folgende Aspekte können die Methodenwahl beeinflussen:

- Was braucht der Fallerzähler?
- Wie passen Schlüsselfrage und Methode bestmöglich zusammen?
- Welche Vorlieben hat die Gruppe?
- Welche Methode ist vielleicht schon oft genutzt worden und welche Methode wäre eine Bereicherung?
- Wie ist die Stimmung in der Gruppe?
- …

Wenn ausreichend Zeit ist, können versuchsweise zwei unterschiedliche Methoden hintereinander kombiniert werden (◘ Abb. 3.4).

▪ ▪ Methoden für die Beratungsphase

Den Beratern steht eine umfangreiche Auswahl an Methoden zur Verfügung (◘ Tab. 3.1). Die Auswahl sollte sich hierbei immer an der Fragestellung des Fallerzählers orientieren. Allerdings zeigt sich, dass es Gruppen gibt, die gerne auf die gleichen Ansätze zurückgreifen (statische Modelle). Wünschenswert wäre es,

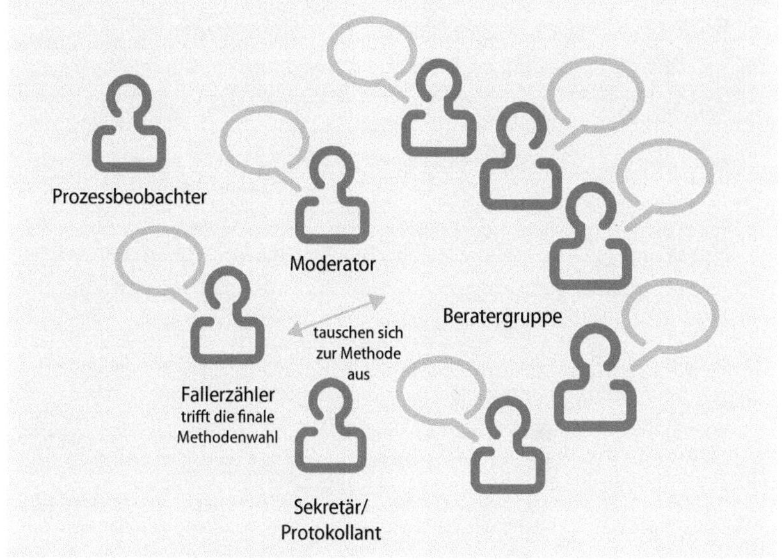

◘ Abb. 3.4　Phase 4: die Methodenwahl

wenn im Laufe der Zeit Erfahrungen mit einem Repertoire an Methoden gemacht werden könnten (flexible Modelle).

▪ Brainstorming

Brainstorming ist eine Methode zur assoziativen, gemeinsamen Findung und Bewertung von neuen Ideen in einer Gruppe. Brainstorming folgt dem Leitsatz seines Erfinders Charles Hutchison Clark „das Gehirn zum Sturm auf ein Problem verwenden". Der große Vorteil dieser Methode liegt in seiner Bekanntheit, sodass sie sich insbesondere für neue Gruppen anbietet. Oder wenn es darum geht eine Vielfalt von Lösungsideen zu finden.

▪ Kopfstand-Brainstorming

Gerade, wenn die Falldarstellung als sehr festgefahren und kompliziert erscheint, kann die kreative und durchaus auch humorvolle Methode des Kopfstand-Brainstormings neue Impulse geben. Die Schlüsselfrage des Fallerzählers wird einfach auf den Kopf gestellt und es werden Lösungen oder Antworten gesucht, die genau das Gegenteil von dem erreichen, was ursprünglich beabsichtigt war, z. B. bei der Schlüsselfrage:

◻ Tab. 3.1 Exemplarische Basismethoden und Zielsetzungen nach Tietze (Tietze 2018)

Methode	Ziel	Leitfrage
Brainstorming	Lösungsideen sammeln	Was könnte man in einer solchen Situation alles tun?
Kopfstand-Brainstorming	Ideen in der Gegenrichtung der Schlüsselfrage suchen	Wie könnte der Fallerzähler die Situation noch verschlimmern?
Gute Ratschläge	Empfehlungen für einen Lösungsweg sammeln	Welche Ratschläge habe ich für den Fallerzähler?
Resonanzrunde	Feedback in Bezug auf die Fallerzählung	Was löst die Fallerzählung bei mir als Reaktionen aus?
Sharing	Bezug zu eigenen ähnlichen Erlebnissen herstellen	An welche Erfahrungen erinnert mich die Falldarstellung?
Kurze Kommentare	Stellungnahme zum Geschehen angeben	Was ist mir an den Inhalten bzw. der Art der Falldarstellung aufgefallen?
Offene Fragen	Bisher unbeantwortete und ungestellte Fragen sammeln	Welche Leitfragen könnten sich dem Fallerzähler noch stellen?
Hypothesen entwickeln	Zusammenhänge aus der Falldarstellung neu erfinden	Welche Hypothese habe ich über die Falldarstellung?
Schlüsselfrage finden	Schlüsselfrage für den Fallerzähler finden	Was könnte die Schlüsselfrage des Fallerzählers sein?

Was könnte ich alles machen, um die Integration der neuen Pflegenden mit Hochschulabschluss in das Pflegeteam zu unterstützen?

In der Antwortsuche werden jetzt all die Möglichkeiten gesucht, die es einem Pflegenden unmöglich machen sich in das Team zu integrieren. Im Beratungsteam machen solche Lösungssuchen viel Spaß und es gibt viel zu lachen. Interessanterweise finden sich aber trotzdem sinnvolle Ansätze, indem man alle gefundenen Antworten mit Unterstützung des Moderators zum Abschluss der kollegialen Beratung einfach wieder umdreht.

- **Gute Ratschläge**

In vielen Beratungssituationen im familiären Alltag wie auch im beruflichen Kontext ist der gute Ratschlag häufig mit einem negativen Beigeschmack verbunden.

Es scheint so, als sei dem Ratsuchenden das eigene Denken abgenommen. Manchmal werden Ratschläge auch ungefragt erteilt.

Im Kontext der kollegialen Beratung bietet die Methode des guten Ratschlags die Möglichkeit, das Beraterteam ganz bewusst einzuladen, ernst gemeinte und auch humorvolle Ratschläge zu geben. Auch hier ist es das Ziel, das Feld der Möglichkeiten und Reaktionen für den Ratsuchenden zu maximieren. Dabei nutzt die Methode, insbesondere die vielen persönlichen Erfahrungen der Beratenden. Etwas einfacher wird der Umgang mit den Ratschlägen, wenn der Rat kurz und immer mit einem persönlichen Bezug formuliert wird, z. B.:

Ich kann dir den Rat geben...

An deiner Stelle würde ich dir empfehlen ...

Durch diese Formeln wird unterstrichen, dass es sich nicht um versteckte Empfehlungen handelt und der Fallerzähler das Recht behält, Ratschläge abzulehnen oder anzunehmen.

▪ Resonanzrunde

Resonanzrunden machen die emotionale Reaktion, die die Falldarstellung in den Beratenden auslöst, zum Thema. Dies können Freude, Angst oder Wut, vielleicht sogar verbunden mit eigene Erfahrungen und Geschichten, sein. Es geht hier nicht um Ideensammlungen und Ratschläge, sondern um Gefühle.

Die Reaktionen der Beratergruppe können auch Anteilnahme und Verständnis für die Situation des Fallerzählers sein, z. B.:

Als ich deinen Bericht gehört habe, habe ich spontan Wut und Enttäuschung gefühlt. Ich kann gut verstehen, dass du da nicht wusstest, wie du dich verhalten solltest.

Wichtig ist hierbei, dass jeder Berater im Beraterteam nur für sich und seine Gefühle sprechen kann.

Im Ergebnis kann die Resonanzrunde in dem Fallerzähler das Gefühl stärken, mit seiner Situation und seinen Gefühlen nicht alleine zu sein. In vielen Fällen kann die Resonanzrunde auch Hoffnung und Mut geben.

▪ Sharing

Die Methode des Sharings (Teilen) kann für den Fallerzähler eine wichtige Bereicherung sein, indem die Beratenden die Erfahrungen und Erlebnisse teilen, z. B.:

Ich kann mich erinnern, einmal in einer ähnlichen Situation gewesen zu sein. Bei mir war das damals so ...

Es bietet sich auch an, Sharing mit Ratschlägen zu verbinden, indem man auf die Erfahrungen, die damals geholfen haben, als Ratschlag verweist.

■ **Schlüsselfrage finden**

In manchen Fällen ist es für den Fallerzähler schwer, aus seiner Falldarstellung eine präzise Schlüsselfrage abzuleiten. Gerade in solchen Momenten kann es hilfreich sein, die Beratergruppe einzuladen, ihm auf Basis ihrer Falldarstellungen einen Strauß von möglichen Fragen zu stellen, z. B.:

Wenn ich einen solchen Fall erlebt hätte, würde ich mich fragen, wie …

Eine Schlüsselfrage könnte sein …

Die Initiative zur Findung der Schlüsselfrage geht in den meisten Fällen auf die Moderation zurück.

Insgesamt kommt es nicht auf die richtige oder die falsche Frage an, sondern auf die Fülle an möglichen Fragen, aus denen dann der Fallerzähler die für sich richtige Schlüsselfrage ableiten kann.

3.2.5 Phase 5: die intensive Beratung (Dauer 10–15 Minuten)

In der Phase der Beratung tauschen sich die Berater untereinander intensiv zur gestellten Schlüsselfrage des Fallerzählers aus. Dabei ist der Fallerzähler jedoch still und hört den Beratern nur zu. Eine direkte Interaktion zwischen Berater und Fallerzähler gibt es nicht. Am Ende des Beratungsprozesses formulieren die Berater mit Unterstützung des Moderators eine Fülle von Lösungsmöglichkeiten.

In der Phase der Beratung tauschen sich ausschließlich die Berater untereinander aus. Sie äußern ihre Gedanken, assoziieren, überlegen sich Lösungsvorschläge und bringen ihre Erfahrungen und ihr Wissen im Diskurs mit den anderen Beratern ein. Zentral ist dabei, dass sie sich und ihre Kompetenzen intensiv in Bezug zur eingebrachten Fallgeschichte setzen. Beiträge der Berater sollten in Anbetracht der limitierten Zeit knapp und präzise sein.

Eine wertschätzende Grundhaltung macht es den anderen Beratenden leichter, den Diskurs zu suchen, damit sich die Gruppe neuen Argumenten gegenüber leichter öffnen kann. Es gilt ja, jemanden einzuladen und ihm neue Optionen aufzuzeigen und nicht darum, jemanden mit einfachen Lösungen zu überrennen. Je vielfältiger und kreativer die Lösungsangebote sind, umso reichhaltiger sind die neuen Möglichkeiten für den Fallerzähler. Lassen Sie Kontroverse, Unterschiede oder auch abwegige Ideen zu.

>> Handle stets so, dass die Anzahl der Wahlmöglichkeiten größer wird
(Heinz von Foerster 2002)

Der Fallerzähler nimmt sich in dieser Phase der Beratung zurück. Er hört nur zu und lässt die Ideen und die Diskussion der Gruppe auf sich wirken. Was auf den ersten Blick einfach klingt, ist in der Umsetzung durchaus anspruchsvoll. Er kommentiert keinen Beitrag, auch nicht mit Gestik oder Mimik.

Immer wieder können dem Fallerzähler Aspekte durch den Kopf schießen, die er auf das Gehörte einbringen möchte. Hat er etwas vergessen zu berichten? Diskutieren die Beratenden Aspekte, denen er keine Hoffnung schenkt? Der zuhörende Fallerzähler zu sein ist schwierig, jedoch hat diese Verhaltensregel eine intensive Auswirkung auf den Beratungsprozess.

Erstens wird verhindert, dass ein Gespräch in vorschnelle Lösungen mündet. Die zurückhaltende Rolle des Fallerzählers zwingt sie gerade, den Argumenten, Aspekten und Ideen der Berater zu lauschen. Vielleicht ist ja doch ein neuer Aspekt dabei, den sie so für sich sonst nie entdeckt hätte?

Zweitens führen die streng verteilten Rede- und Schweigerollen dazu, dass Konflikte und sich einfach hin- und her spielende Argumentationsketten vermieden werden *(Warum hast du nicht …? – Habe ich doch! – Nein, hast du nicht, ist doch einfach! – Habe ich doch …!)*.

Kollegiale Beratung trägt in idealer Weise zu einer Versachlichung und Lösungsorientierung in der Beratung bei. Nur wenn der Fallerzähler deutliche Hinweise dafür hat, dass die Beratung in eine komplett andere Richtung läuft, als er beabsichtigt hat, sollte er kurz den Moderator ansprechen.

Der Moderator beobachtet den Beratungsprozess. Sollte sich der Diskurs der Berater zu weit von der Schlüsselfrage entfernen, kann er die Gruppe korrigieren. Ansonsten besteht seine wichtigste Aufgabe darin, darauf zu achten, dass die vorgegebenen Kommunikationsregeln (dass es keinen Austausch mit dem Fallerzähler geben darf und dass die Zeiten eingehalten werden), eingehalten werden. Sollte der Diskurs stocken, kann der Moderator die Gruppe mit gezielten Fragen anregen (◘ Abb. 3.5).

Wenn sich die Zeit der Beratungsphase dem Ende nähert, macht die Moderation die Beratergruppe darauf aufmerksam, z. B.:

In zwei bis drei Minuten sollten die Berater zum Abschluss kommen und ihre Empfehlungen formulieren.

Es hat sich als sinnvoll erwiesen, dass der Moderator gegen Ende der Beratung noch einmal einlädt, auf die Schlüsselfrage Bezug zu nehmen und eine Fülle von Antworten zu formulieren, die bestmöglich auch schriftlich von dem Protokollanten festgehalten werden. Das Ende der Beratung wird für alle hörbar von dem Moderator verkündet.

Tipps für die Phase der Beratung

- In der Beratung sprechen die Berater untereinander, der Fallerzähler hört ausschließlich zu.
- Die Berater achten auf die Zeit und kommunizieren mit kurzen, präzisen Sätzen.
- Alle Berater beteiligen sich aktiv.

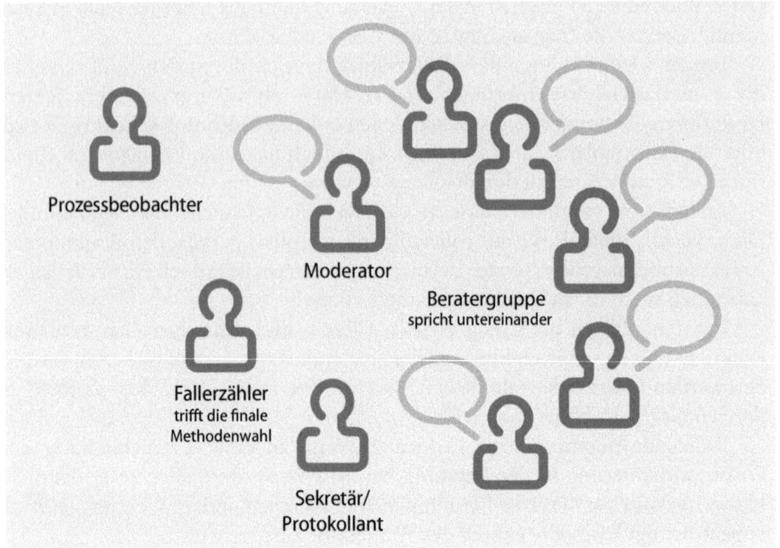

◘ Abb. 3.5   Phase 5: Die intensive Beratung

- Die Kommunikation erfolgt wertschätzend und einladend.
- Ich-Aussagen der Beratenden machen es den anderen Beratern und dem Fallerzähler leichter neue Aspekte annehmen zu können.
- Auch kontroverse oder auf den ersten Blick abwegig wirkende Beiträge sollten zugelassen werden.
- Das Ziel ist eine Fülle von Lösungsideen.
- Gegen Ende der Beratungsphase empfiehlt es sich, die Fülle der Lösungsmöglichkeiten zusammenzutragen. Diese Sammlung darf gerne schriftlich fixiert werden.

3.2.6 Phase 6: Abschluss und Ausblick (Dauer ca. 5 Minuten)

In der Abschlussrunde übergibt der Sekretär dem Fallerzähler die Lösungsvorschläge. Und der Fallerzähler wird eingeladen, ein kurzes Resümee zu ziehen, welche neuen Lösungsmöglichkeiten er weiter verfolgen möchte. Am Ende der Abschlussrunde wird ein neuer Termin für die nächste kollegiale Beratung gefunden.

Die sechste und letzte Phase bildet den Abschluss der kollegialen Beratung. Im Zentrum stehn das Erkenntnisinteresse und die neuen Lösungsmöglichkeiten, bezogen auf die Schlüsselfrage des Fallerzählers. Welche neuen Ideen und Ansätze nimmt der Fallerzähler heute mit? Welche neuen Lösungsmöglichkeiten hat der Fallerzähler für sich entdeckt? Welche neuen Fragen sind für den Fallerzähler hinzugekommen? Der Moderator könnte versuchen, die Ressourcen zu thematisieren, die im Verlauf der Beratung und in der Zusammenarbeit der Gruppe deutlich geworden sind.

Es hat sich bewährt, dass im Resümee der Sekretär dem Fallerzähler die Beratungsergebnisse formal, beispielsweise mit den schriftlich festgehaltenen neuen Lösungsansätzen (Protokoll), übergibt. Der Fallerzähler wird eingeladen, ein inhaltliches Resümee des Gehörten und der Ergebnisse zu ziehen. Er gibt wieder, welche Aspekte neu für ihn sind und welche zwei oder drei Lösungsansätze ihm hilfreich erscheinen und welche er in den nächsten Tagen ausprobieren will. Es ist aber auch möglich, dass der Fallerzähler sich keine der gemachten Vorschläge als Lösungsweg vorstellen kann. Auch diese Möglichkeit ist natürlich in Ordnung, kommt in der Praxis aber eher selten vor.

Neben dem Resümee des Fallerzählers können auch die Beratenden reihum ihr Fazit ziehen, z. B.

Was haben Sie aus der heutigen Beratung für ihre berufliche Praxis gelernt?

Bei sehr intensiven emotionalen Themen ist es zu empfehlen, alle Mitglieder der kollegialen Beratung zu einem kurzen, persönlichen „Blitzlicht" mit ihren Gedanken und Gefühlen einzuladen. Am Ende einer jeden Sitzung stehen der Ausblick und die Terminierung des nächsten Treffens (◼ Abb. 3.6).

Den Abschluss jeder kollegialen Beratung sollte immer auch eine kurze gemeinsame Methodenreflexion bilden. Hierzu sind sowohl die Rückmeldungen des Prozessbeobachters als auch das Erleben der einzelnen Personen in ihren Rollen wichtig. Ist es uns gut gelungen, die Formalien einzuhalten? Haben wir wertschätzend und ehrlich miteinander kommuniziert? War der Prozess zielfokussiert? Alle sollten sich äußern, ob die Sitzung für sie zufriedenstellend verlauf ist. Sicherlich gibt es immer wieder wichtige neue Erfahrungen, die in die Gestaltung der nächsten kollegialen Beratung als Lerneffekt einfließen können. Das Format lädt Gruppen ein, diesen Lernprozess im vertrauten Kollegenkreis zu machen (◼ Tab. 3.2).

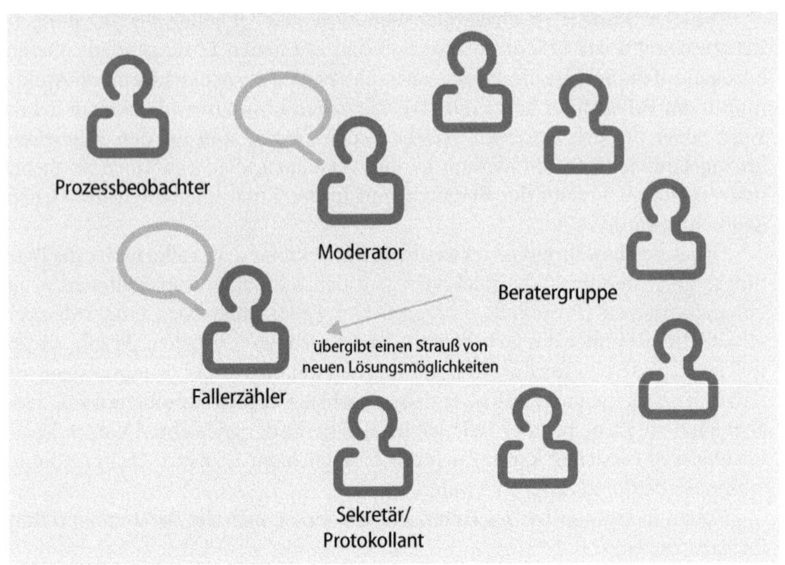

☐ Abb. 3.6   Phase 6: Abschluss und Ausblick

☐ Tab. 3.2   Übersicht: Die 6 Phasen der kollegialen Beratung nach Tietze (2018)

Phase	Was passiert?	Was ist das Ergebnis?	Wer trägt was dazu bei?
Casting	Themenfindung: Welcher Fall soll beraten werden? Rollenverteilung: Die Rollen werden besetzt: Moderator Fallerzähler Beratende Sekretär Prozessbeobachter Dauer: 5 Minuten	Fallerzähler, Moderator und Beratende nehmen ihre Rollen ein.	Teilnehmende benenne ihr Anliegen, Moderator und Fallerzähler werden ausgewählt.

☐ Tab. 3.2 (Fortsetzung)

Phase	Was passiert?	Was ist das Ergebnis?	Wer trägt was dazu bei?
Spontan-erzählung	Der Fallerzähler schildert spontan die Situation, die ihn beschäftigt Dauer: 10–15 Minuten	Alle Teilnehmenden haben den Fall weitgehend verstanden.	Der Fallerzähler berichtet und wird dabei von dem Moderator begleitet.
Schlüssel-frage	Der Fallerzähler benennt seine Schlüsselfrage Dauer: 5 Minuten	Alle Teilnehmenden haben die Schlüsselfrage des Fallerzählenden verstanden.	Der Fallerzähler entwirft eine Schlüsselfrage und wird dabei von der Moderation unterstützt.
Methoden-wahl	Eine Methode wird aus dem Methoden-pool ausgewählt Dauer: 5 Minuten	Die Methode zur Bearbeitung der Schlüsselfrage steht fest.	Der Moderator leitet die Auswahl an, Fallerzähler und Beratende machen Vorschläge.
Beratung	Die Methode wird angewendet, Die Beratenden äußern ihre Ideen. Dauer: 10–15 Minuten	Der Fallerzähler bekommt Ideen und Anregungen	Die Beratenden beraten entsprechend der Methode, der Sekretär schreibt mit.
Abschluss	Der Fallerzähler resümiert das Gehörte und nimmt abschließend Stellung Dauer: 5 Minuten	Die kollegiale Beratung ist abgeschlossen.	Der Fallerzähler zieht Bilanz und bedankt sich, weitere Resümees werden gezogen.

Literatur

Kocks A, Segmüller T, Abt-Zegelin A (2012) Kollegiale Beratung in der Pflege: Ein praktischer Leitfaden zur Einführung und Implementierung. verfügbar über www.dg-pflegewissenschaft.de/2011DGP/wp-content/uploads/2011/09/LeitfadenBIS1.pdf2223, letzter Abruf 05/2018

Shields JD, Gavrin JM, Hart-Smith V, Kombrink L, Kovach JS, Sheehan ML, Zagata KF, Zander K (Hrsg) (1985) Peer consultation in a group context. A guide for professional nurses. Springer, New York

Tietze KO (2010) Wirkprozesse und personenbezogene Wirkungen von kollegialer Beratung. Theoretische Entwürfe und empirische Forschung. VS Verlag für Sozialwissenschaften, Wiesbaden

Tietze KO (2016a) Kollegiale Beratung. In: Dick M, Marotzki W, Mieg H (Hrsg) Handbuch Professionsentwicklung. UTB, Bad Heilbrunn

Tietze KO (2018) Kollegiale Beratung – Problemlösungen gemeinsam entwickeln. 9. Aufl. Rowohlt, Reinbek

Rahmenbedingungen der kollegialen Beratung

Andreas Kocks, Tanja Segmüller

© Springer-Verlag GmbH Deutschland, ein Teil von Springer Nature 2019
A. Kocks, T. Segmüller (Hrsg.), *Kollegiale Beratung im Pflegeteam*
https://doi.org/10.1007/978-3-662-57789-9_4

Kollegiale Beratung umzusetzen ist an Rahmenbedingungen geknüpft. Am Anfang stehen der Mut und die Entscheidung, sich dieser Reflexionsform zuzuwenden, darüber hinaus braucht es die Unterstützung des Managements, einen Raum und entsprechende Zeitressourcen.

Auch in Zeiten knapper finanzieller und personeller Ressourcen sollte es in jeder Gesundheits- und Pflegeeinrichtung möglich sein, einen Raum mit ein paar Stühlen, einer Flipchart und ein paar Getränken bereitzustellen. Viel mehr an Ausstattung wird nicht benötigt, um mit der kollegialen Beratung zu beginnen. Damit sich alle Teilnehmenden sehen können, sollten die Stühle im Kreis aufgestellt werden. Zudem wäre es schön, wenn der Raum ein freundliches Ambiente hat und es sich nicht um eine ungemütliche Turnhalle handelt. Der Raum sollte im Idealfall in der Nähe der Station oder des Wohnbereichs liegen, damit nicht zu viel Zeit durch das Überbrücken weiter Wege verloren geht.

Die wichtigste Rahmenbedingung ist jedoch die Unterstützung der Leitung. Verantwortliche der Einrichtung sollten die Erprobung und dauerhafte Implementierung von kollegialer Beratung stark fördern. Wenn die Führung deutlich macht, dass es ihr wichtig ist, dass die Beschäftigten über ihre Erlebnisse berichten können und gemeinsam nach Lösungen suchen können, ist dies ein wichtiges – wenn nicht das entscheidende – Signal. Grundsätzlich ist insbesondere auf Ebene der Verantwortlichen zu klären, inwieweit das sehr freie und selbstgesteuerte Instrument der kollegialen Beratung zur Arbeits- und Führungskultur der Einrichtung passt.

4.1   Herausforderungen in der kollegialen Beratung

Kollegiale Beratung einzuführen bracht die Entscheidung und die Beharrlichkeit, sie umzusetzen. Es hat sich bewährt, mit Kollegen zu starten, die sich gerne auf etwas Neus einlassen und regelmäßige Termine anzubieten. Mit etwas Sicherheit können Sie auch weitere Interessierte dazu einladen, das Konzept aufzunehmen und weiterzugeben.

》   Es gibt nichts Gutes, außer man tut es.
      Erich Kästner

Die kollegiale Beratung stellt eine einfach zu erlernende Methode der Reflexion im Team dar, jedoch gibt es im pflegerischen Alltag zahlreiche Herausforderungen bei der praktischen Umsetzung der Methode. Die größte Herausforderung ist sicher, erst einmal zu beginnen und eine Sitzung mit kollegialer Beratung auszuprobieren. Dazu benötigt man einige methodische Kompetenzen und die Fähigkeit, sich als Team auf das Neue einzulassen.

Zu Beginn werden sicher nicht alle Teammitglieder mitmachen wollen. In jedem Team gibt es Bewahrer und Veränderer, Optimisten, Pessimisten und eher neutral eingestellte Mitglieder. Beginnen Sie ruhig mit einem Teil des Teams. Weitere Teilnehmende werden nach und nach dazukommen, wenn sie von den Aktiven hören, was sie in der kollegialen Beratung erleben.

Manchen Teams fällt es schwer, ohne Leitung (Stations- oder Wohnbereichsleitung) in die kollegiale Beratung zu gehen. Das ist aber notwendig, da es sich um eine „Beratung unter Gleichen" handelt. Vertrauen Sie Ihrem Team und lassen Sie es die Kollegen ausprobieren!

Anderen Teams fällt es schwer, die notwendigen Schritte des „Kunstgesprächs" kollegialer Beratung durchzuhalten und so in 45 Minuten durch die sechs Phasen zu gelangen.

Wieder andere Teams finden spontan kein geeignetes Zeitfenster an dem Tag, an dem die kollegiale Beratung durchgeführt wird. Die folgenden beiden Kapitel „Implementierung: Der Weg in die Praxis" und „Umsetzungsmöglichkeiten und Praxisbeispiele der kollegialen Beratung in der Pflege" zeigen, wie es gelingen kann, die Methode in der Praxis umzusetzen.

4.2   Implementierung: der Weg in die Praxis

Die Implementierung eines neuen Beratungsansatzes für Pflegende wie die kollegiale Beratung braucht ein Umsetzungsteam und einen „Kümmerer", der den Prozess überwacht und die Fäden zusammen hält. Wer könnte Bedenken haben? Wer ist zu informieren? Mit Transparenz, Beharrlichkeit und guten persönlichen Erfahrungen kann kollegiale Beratung Einzug in die Unternehmenskultur finden.

Für den Transfer in die unterschiedlichen Arbeitssituationen beruflich Pflegender gibt es verschiedene Möglichkeiten. Einerseits kann es sinnvoll sein, feste Beratungszeitpunkte außerhalb des Stationsdienstes im Vorfeld zu definieren (z. B. alle zwei Wochen), um dann gemeinsam zu überlegen, welche Themen besprochen werden sollen. In der Regel kann man sich darauf verlassen, dass es bei jedem Beratungstermin auch mindestens ein Thema für eine kollegiale Beratung gibt.

Andererseits kann kollegiale Beratung aber auch als Strukturelement im Sinne einer sofortigen Beratungssituation sinnvoll sein. Hierzu bedarf es einer flexiblen Anpassung der Strukturelemente auf die Möglichkeiten und Bedürfnisse vor Ort, z. B. bei einer kollegialen Beratungssequenz nach einer Dienstübergabe oder direkt im Geschehen auf dem Flur der Station. Dieses Vorgehen setzt eine entsprechende methodische Kompetenz voraus. In diesem Zusammenhang möchten wir noch einmal die Bedeutung und Wertigkeit der pflegerischen Dienstübergabe betonen. Sie geht weit über die Vermittlung reiner Sachinformationen hinaus und berücksichtigt sowohl Element der Bewertung als auch der Psychohygiene.

Kollegiale Beratung ist ein hervorragendes Konzept für Pflegezusammenhänge:

- Pflege wird von einer sehr großen Berufsgruppe mit speziellen Kenntnissen geleistet. Eine breite externe Begleitung ist aus fachlichen und finanziellen Gründen in der Regel kaum möglich.
- Innerhalb der Berufsgruppe finden sich viele erfahrene Pflegende mit Expertenstatus, deren Wissen zu wenig abgerufen wird.
- Kollegiale Beratung lässt sich ohne viel Aufwand einführen (konkrete Beispiele in ▶ Kap. 7).

In der Breite der pflegerischen Arbeit sind Beratungen und Reflexionen leider kaum etabliert, zu groß ist der Arbeitsdruck unter engen Rahmenbedingungen. Innerhalb von Projekten kann es gelingen, Pflegende vom Gewinn dieses Austausches zu überzeugen. So zeigte Katharina Kapsch (2014) im Rahmen eines Praxisprojektes in Ihrer Bachelorarbeit, welche Erfahrungen bei der Implementierung gemacht werden können. An die meisten Neuerungen wird in der Pflege wie auch in anderen Berufsgruppen eher mit Skepsis herangetreten. Aus diesem Grund wurde auch die kollegiale Beratung während des Projektes anfänglich aus der Distanz betrachtet. Es kam die Frage auf, ob dieses Beratungsformat es überhaupt schafft, ein Ereignis für jedes Gruppenmitglied entstehen zu lassen. Es wurde bezweifelt, dass kollegiale Beratung einen Mehrwert für die Investition von Zeit und Kraft geben kann. Doch bereits nach der ersten Erprobung von kollegialer Beratung machte sich bei den Pflegenden ein erleichtertes und positives Gefühl bemerkbar. Die Pflegenden konnten durch die Beratungen einen Erfahrungsaustausch und das Lösen von Problemen erfahren. Vor allem aber lernten sie etwas völlig Neues kennen: Ein gemeinsames Gespräch, das nicht zwischen Tür und Angel, sondern auf neutralem Boden, fern vom Stationsgeschehen, stattfindet. Die Pflegenden merkten durch die kollegiale Beratung, dass auch ihre Kollegen Probleme haben, dass man diese Probleme aber durch gegenseitige Beratung lösen kann und dies mit dem im Team vorhandenen Expertenwissen. Das Projekt konnte zeigen, dass die Berufsgruppe Pflege ein Beruf ist, der für die *Umsetzung* vieler Tätigkeiten verantwortlich ist. Hierfür sind jedoch einige Rahmenbedingungen zu beachten, die die Gruppe an sich, die Leitung der Pflegeeinrichtung und das weitere Umfeld betreffen. Das Vorhandensein kollegialer Beratung muss im Pflegedienst bekannt gemacht werden und bestmöglich untereinander ein Thema sein. Das Geheimnis gelungener Anwendung liegt allerdings in einer dauerhaften Umsetzung. Dazu muss die Leitungsebene das Anliegen unterstützen und zunächst für die Erprobung kollegialer Beratung in einer Testphase werben und auch oft nachfragen. Wichtig sind dann Multiplikatoren, die bei der Etablierung fester Beratungsgruppen helfen.

Es ist erstaunlich, dass diese niedrigschwellige und effektive Form der Weiterentwicklung im Rahmen von Qualitätsentwicklung nicht stringent von den Führungsebenen der Pflegeeinrichtungen unterstützt und eingefordert wird. Kollegiale Beratung ist neben dem fachlichen Austausch den Führungsinstrumenten zuzuordnen, indem man mit ihr direkten Einfluss auf die Kommunikations- und Teamkultur nehmen kann. Kollegiale Beratung leistet hier einen direkten Beitrag zur Qualitätsentwicklung.

Die nötigen Rahmenbedingungen sind eigentlich gut einzulösen: ein bis zwei Stunden Arbeitszeit der Teammitglieder in (vorgegebenen) regelmäßigen, im Vorfeld fest vereinbarten Zeitabständen. Kollegiale Beratung muss von Fallbesprechungen oder Supervision deutlich unterschieden werden, die gerade im Fall der Supervision auf kostenintensive externe Begleitung angewiesen ist. Beides kann jedoch durch Fortbildungen oder im Bedarfsfall je nach Fragestellung und Problemlage ergänzt werden. Liegen die Fragestellungen der kollegialen Beratung häufig eher abseits von sachorientierten oder individuell erlebten Praxisfragen, z. B. in der Teamstruktur bzw. zeigen sich Konfliktfelder innerhalb des Teams, so ist dies eher Anlass für eine klärende (Team-) Supervision.

- **Voraussetzung auf der Leitungsebene**

Voraussetzung ist also der Wille und die Unterstützung der verantwortlichen Leitungsebene. Es macht einen Unterschied, ob diese Leitung in der mittleren Ebene, als Wohnbereichs- oder Stationsleitung fungiert oder ob es sich um die „obere Etage" der Geschäftsführung handelt. Der Wunsch ist also, in verschiedene Richtungen zu diffundieren. Dazu ist es sinnvoll, sich mit Argumenten, Erfahrungen und Beschreibungen zu „bewaffnen", Vorteile herauszuarbeiten und zunächst Verbündete zu suchen- wie im Change Management.

4.2.1 Kollegiale Beratung bekannt machen

Die Einführung sollte als Test durchaus befristet geschehen und nach mehrmonatigem Lauf ausgewertet werden. Die Grundlagen des Projektmanagements sind hier hilfreich: Ziele transparent machen, Etappen definieren, Texte verteilen, alle Beteiligten mit Aufträgen verantwortlich einbeziehen, Widerstände und Hemmnisse analysieren, Fortschritte loben. Mögliche Teamkonflikte sollten im Vorfeld geklärt und, falls nötig, abseits der kollegialen Beratung bearbeitet werden.

Grundlage für eine gelungene Vorbereitung ist eine gute methodische und inhaltliche Einarbeitung. Hierzu kann den zukünftigen Gruppenmitgliedern Literatur oder dieses Lehrbuch zur Verfügung gestellt werden. Hilfreich ist auch, sich eine gelungene Umsetzung an anderer Stelle anzuschauen oder einen entsprechenden Gastreferenten für ein Starthilfe-Seminar einzuladen. Insgesamt sind diese Vorbereitungen aber im zeitlichen Aufwand und in der Komplexität knapp zu halten.

Am interessantesten ist dabei immer, welche Probleme auftraten und wie damit umgegangen wurde. Letztendlich geht es aber immer auch um die Frage: Was hat dazu beigetragen, die kollegiale Beratung zu einer gelungenen Bereicherung werden zu lassen? Wenn die Möglichkeit besteht, an einer kollegialen Beratung teilzunehmen, ist dies die beste Erfahrung für weitere Entwicklungen.

- **Kümmerer benennen**

Eine akzeptierte Person muss für den Gesamtverlauf verantwortlich sein und dafür auch Ressourcen erhalten. Zunächst sollte nur ein Pflegeteam oder eine definierte Gruppe von Personen mit gleichen oder ähnlichen Aufgaben fokussiert werden, wie z. B. die Stations- und Abteilungsleitungen oder ein Team von Pflegenden. Dabei ist wichtig, dass eine grundsätzliche Bereitschaft besteht und nicht gleichzeitig weitere Projekte oder gar Problemsituationen bestehen. Die Aufgabe dieser leitenden Person ist es gerade im Anfang, für die Einhaltung von Terminen zu sorgen und den Implementierungsprozess inhaltlich und methodisch zu steuern. Entscheidend ist, dass die Situation vor Ort gestaltet wird.

4.2.2 Vom Projekt zum Regelbetrieb

Sehr schnell sollte es das Ziel sein, die Gruppe in die Selbständigkeit und den „Regelbetrieb" zu überführen. Das heißt, die Gruppe trifft sich regelmäßig, selbstgesteuert, legt selbständig Rollenverteilungen und Fragestellungen der kollegialen Beratung fest und führt eine knappe Dokumentation durch. Mit der abgeschlossenen Implementierung und nach einigen Runden der kollegialen Beratung sollte im Sinne des Projektmanagements und der Transparenz eine Evaluation vorgesehen werden. Auch hier ist ein pragmatischer Ansatz zu bevorzugen. Wie viele Treffen der kollegialen Beratung hat es gegeben? Welche Themen wurden in welcher Zeit bearbeitet? Und letztendlich geht es natürlich auch um die Beantwortung der subjektiven Fragestellung: Hat die kollegiale Beratung für mich als Person bzw. für uns als Gruppe dazu beigetragen konkrete Praxisfragen zu lösen oder Belastungen zu reduzieren? Hat die kollegiale Beratung meine Handlungsoptionen und letztendlich damit auch meine Arbeitsqualität verbessert? Im Sinne der Akzeptanz und der Bereitschaft zur Bereitstellung von Ressourcen sollten diese Ergebnisse auch den jeweiligen Vorgesetzten kommuniziert werden. Ist das Haus oder die Abteilung in einen Zertifizierungs- bzw. Qualitätsentwicklungsprozess eingebunden, sind hier insbesondere die Dokumentationen und deren knappe Auswertung etwas, dass Sie unbedingt einbringen sollten (◘ Abb. 4.1).

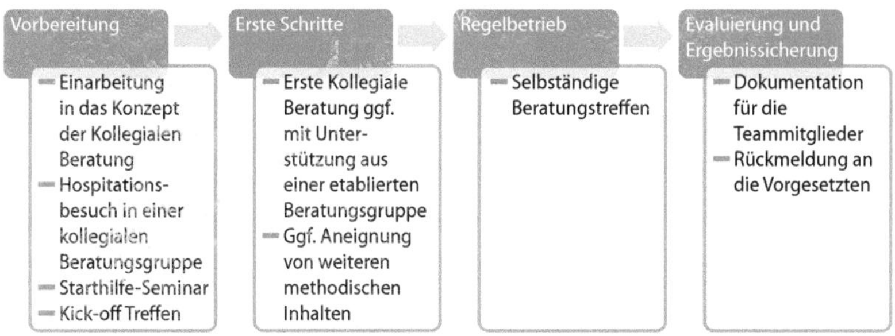

■ **Abb. 4.1**   Möglicher Prozess der Implementierung der kollegialen Beratung

Im Schneeballprinzip können dann andere Einheiten einbezogen werden, denen dieses Projekt und die dort von Kollegen gemachten Erfahrungen als „Leuchtturm" dienen. Der Projektbeginn sollte deutlich durch eine Auftaktveranstaltung markiert werden. Ganz wichtig ist die häufige Präsenz der „Projektleitung". Schwierigkeiten müssen rechtzeitig erkannt und gut überlegt ausgeräumt werden. Es kann sein, dass sich in den Sitzungen Pflegende scheuen, etwas zu sagen. Sie trauen sich zunächst oftmals die Moderatorenrolle nicht zu. Falls Vorgesetzte teilnehmen, fühlen sie sich möglicherweise überprüft. Anfangs kann ein erfahrener Moderator helfen. Er dient als Rollenbeispiel, kann für entspannte Atmosphäre sorgen – so kann es gelingen, dass Teammitglieder sich äußern und später selbst die Steuerung übernehmen. Ziel ist es immer, eine selbst gesteuerte Gruppe zu etablieren, in der jedes Gruppenmitglied jede Rolle innerhalb der kollegialen Beratung übernehmen kann. Eine feste und immer gleich bleibende Rollenzuteilung gilt es zu vermeiden.

Darüber hinaus sollte das Konzept der kollegialen Beratung auch in der Aus-, Fort- und Weiterbildung fest verankert werden.

Tipps zur Einführung
- Kollegiale Beratung muss von Verantwortlichen und Vorgesetzten mitgetragen werden.
- Machen Sie regelmäßige Termine der kollegialen Beratung.
- Benennen Sie einen „Kümmerer".
- Führen Sie Teams schnell in die Selbständigkeit und vertrauen Sie auf ihre Methodenkompetenz
- Sorgen Sie für Transparenz über die Themen und Inhalte der kollegialen Beratung.
- Pflegen Sie die Kultur der Arbeitsweise und Kommunikation im Team.

◼ Tab. 4.1 Ein Beispiel für Arbeitsprinzipien nach Dr. Hans-Werner Franz und Dr. Ralf Kopp, Sozialforschungsstelle Dortmund (2003)

1.	Methodendisziplin	Konsequente Trennung von Analyse und Lösungsarbeit; klar Zieldefinition aufgrund der Analysephase
2.	Zeitdisziplin	Systematischer Ablauf in definierten Phasen, keine ausufernden Diskussionen und Rechtfertigungen, Information bei Abwesenheit
3.	Rollentrennung	Kompetente und disziplinierte Teilnehmer, die sich auf die gewählten und definierten Rollen konzentrieren.
4.	Visualisierung	Darstellung der Ausgangslage (bildlich) als Basis für Analyse und Hypothesenbildung. Dokumentation und Bewertung der Beratung
5.	Offenheit	Thematisierung von Problemen und Emotionen; Interessen für neue und ungewohnte Sichtweisen, Eindrücke, Perspektivenwechsel
6	Erfahrung und Begleitung	Kompetente Einführung in die Methode; erfahrene Begleitung in 1- bis 5 Fallrunden, Beratung und Konzeption
7	Verschwiegenheit	Verschwiegenheit über Fallinhalte gegenüber Außenstehenden

■ **Arbeitsprinzipien**

Kollegiale Beratung ist ein gruppendynamischer Prozess. Im Sinne der Arbeitsfähigkeit sollten sich alle Beteiligten auf Arbeits- und Kommunikationsprinzipien verständigen. Zu beachten ist dabei, sowohl die grundlegende Offenheit und das Vertrauen aller Beteiligten, als auch die Verschwiegenheit der im vertrauten Kreis geäußerten Themen in den Blick zu nehmen (◼ Tab. 4.1).

4.2.3 Checkliste und Fragen zur Einführung

Einige Aspekte, die im Vorfeld der Einführung bedacht werden sollten:
- Sind die Vorgesetzten bzw. die Leitung über die Einführung der kollegialen Beratung informiert?
- Welche Kenntnisse und Fähigkeiten zu Grundlagen der Kommunikation sind in der Gruppe (aktives Zuhören, Feedback geben, Meta-Kommunikation etc.) vorhanden?

- Sind im Arbeitsprozess Zeitressourcen zur regelmäßigen kollegialen Beratung bedacht?
- Bestehen innerhalb des Teams Konflikte? (Diese gehören eher in eine Supervision)
- Wie soll die kollegiale Beratung als Methode eingeführt werden?
- Wer soll in welcher Form über die Ergebnisse der kollegialen Beratung informiert werden (Dokumentation)?
- Besteht in der Gruppe die Bereitschaft, die Leitung der kollegialen Beratung zu übernehmen (Selbständigkeit)?
- Findet eine Auftaktveranstaltung zur Einführung statt?

Umsetzungsmöglichkeiten und Praxisbeispiele der kollegialen Beratung in der Pflege

Axel Doll, Anke Höhne

© Springer-Verlag GmbH Deutschland, ein Teil von Springer Nature 2019
A. Kocks, T. Segmüller (Hrsg.), *Kollegiale Beratung im Pflegeteam*
https://doi.org/10.1007/978-3-662-57789-9_5

Kollegiale Beratung bietet in allen Fachdisziplinen und Orten sowie in unterschiedlichen Tätigkeiten der Pflege Einsatzmöglichkeiten. Dieses Kapitel bietet Ihnen einen exemplarischen Überblick an reichen Erfahrungen aus dem Einsatzbereich Ausbildung sowie aus der hochschulischen Lehre mit dem Schwerpunkt Pflegemanagement.

5.1 Kollegiale Beratung in der Pflegeausbildung. Reflexionstag für Auszubildende

Axel Doll

» Auch in der Ausbildung kann kollegiale Beratung ein gewinnbringender Ansatz sein, [um] Erfahrungen, Entwicklungen und Herausforderungen zu reflektieren sowie die eigenen Kompetenzen weiterzuentwickeln. (Erfahrungen der Wannseeschule in der Pflegeausbildung und Praxisanleitung, Axel Doll)

5.1.1 Rahmenbedingungen der Praxisbegleitung

Sowohl im Krankenpflegegesetz (2003) als auch dem Curriculum der Wannseeschule ist eine Praxisbegleitung aller Auszubildenden durch die Pflegepädagogen der Schule in allen Praxiseinsätzen vorgesehen. Beim Praxiseinsatz in der häuslichen Pflege liegen jedoch besondere Rahmenbedingungen vor, die eine Praxisbegleitung erschweren. Die Pflege findet im privaten häuslichen Umfeld der pflegebedürftigen Menschen statt. Bereits die Betreuung im Tandem durch Bezugspflegekraft und Auszubildende in der Häuslichkeit der Pflegeklienten stellt einen Eingriff in die Intimsphäre und Privatheit der Pflegekunden dar. Eine weitere dritte Person (durch die zusätzliche Begleitung durch die Pflegepädagogen) würde den häuslichen Rahmen des Pflege-Settings sprengen. Im Gegensatz zur stationären Pflege bietet das häusliche Umfeld der Pflegeempfänger keinen geeigneten Rahmen für reflektierende Gespräche vor oder nach der Pflegeinteraktion, sodass ein reflektierendes Lernen zusätzlich erschwert ist. Auch die vorgegebene Taktung der Hausbesuche auf einer ambulanten „Tour" lässt wenig Spielraum für eine Reflexion des Erlebten. All diese strukturellen Bedingungen veranlassten den zuständigen Praxisbegleiter für den ambulanten Praxiseinsatz der Wannseeschule, einen Reflexions- bzw. Transfertag einzuführen.

5.1.2　Gestaltung des Reflexions- bzw. Transfertags

Dieser Transfertag findet ungefähr in der Mitte des Praxisblocks in der Pflegeschule statt. Der Kurs mit ca. 25 Schülern ist während des Einsatzes in zwei Gruppen geteilt: der eine Teil der Gruppe ist in Ambulanzen, Notaufnahmen und Rettungsstellen verschiedener Kliniken/Praxispartner eingesetzt, während die anderen ca. 12- bis 13 Auszubildenden in 8- bis 10 verschiedenen Sozialstationen bzw. ambulanten Pflegediensten eingesetzt sind. Dies hat den Vorteil, dass sich am Transfertag nur dieser Teil der Klasse trifft und es möglich ist, in einer kleineren Gruppe zu arbeiten. Da die Schüler zum Teil alleine an einem Einsatzort oder bei unterschiedlichen „Touren" eingesetzt sind, haben sie deutlich weniger Möglichkeit zum Erfahrungsaustausch vor Ort im Vergleich zu anderen stationären Einsätzen. Daher besteht bei den Auszubildenden am Reflexionstag ein hoher Bedarf an Austausch von Erfahrungen und Erlebtem. Diese Ausgangssituation führte dazu, dass die Hälfte des Transfertages für die kollegiale Beratung eingeplant wurde. Somit konnte einerseits den Bedürfnissen der Auszubildenden besonders Rechnung getragen und gleichzeitig der Erfahrungsaustausch systematisch und strukturiert als Lernsituation genutzt werden.

Ziele der kollegialen Beratung waren dabei:

- Austausch über besondere Erfahrungen in der häuslichen Pflege
- Entlastung von besonders belastenden Erlebnissen
- Gemeinsame Entwicklung von Lösungsmöglichkeiten für besonders herausfordernde Situationen
- Das Erfahren von Multiperspektivität in der Gruppe und das Stehen-Lassen von unterschiedlichen Meinungen
- Authentische „Fälle"/Situationen zu analysieren und zu reflektieren und so den Theorie-Praxis-Transfer zu unterstützen
- Die Lösungsentwicklung durch die Auszubildenden selbst zu befördern, statt dass die Pflegepädagogen ihnen Ratschläge geben
- Für die zukünftige Pflegepraxis als examinierte Pflegefachperson ein Muster für kollegiale Beratung einzuüben
- Ernst nehmen der Erlebnisse der Auszubildenden und dadurch Stärkung ihres Selbstbewusstseins und Vertrauens in ihre eigenen Problemlösungsfähigkeiten (Schlee 2012; Zeiler 2012; Roddewig 2014, 2016; Kocks et al. 2015)

5.1.3 Durchführung der kollegialen Beratung am Transfertag

In der ambulanten Pflege sind besonders die folgenden Situationen für Auszubildenden neu bzw. besonders herausfordernd und wurden daher häufig zum Thema kollegialer Beratung:

- Gefährliche Situationen auf dem Weg zum Klienten als Beifahrer/in im Auto
- Hygiene und Selbstschutz im häuslichen Umfeld versus im Krankenhaus
- Klienten wollen keine anderen fremden Menschen in der Wohnung haben
- Anleiter verunsichert die Klienten, weil er die Arbeit der Auszubildenden direkt beim Klienten kritisiert
- Familiäre Konflikte
- Persönliches Umfeld – das Recht auf Verwahrlosung

Die kollegiale Beratung startet mit dem Schreiben einen eigenen Erfahrungsbericht aus der Praxis in Ich-Form (Narrativ). Die Auszubildenden werden eingeladen, sich an eine für sie bedeutsame Situation aus dem Pflegealltag in der häuslichen Pflege zu erinnern und einen kurzen Text darüber zu verfassen. Bereits das Schreiben unterstützt die Entwicklung der reflexiven Kompetenzen der Auszubildenden (Schmid 2013; Roddewig 2014; Kocks, et al. 2015; Roddewig 2016). Nach der Schreibphase in Einzelarbeit wird die Gruppe in zwei Kleingruppen (à 6–7 Auszubildende) geteilt. Die kollegiale Beratung findet dann in zwei parallelen Kleingruppen in zwei verschiedenen Kursräumen statt. Jede Kleingruppe wird von einem Praxisbegleiter/Pflegepädagogen moderiert.

In der Kleingruppe skizzieren alle 6–7 Auszubildenden kurz ihr Erlebnis und versehen es mit einer Überschrift. Im Anschluss bewerten alle Teilnehmer die vorgestellten Situationen mit Moderationspunkten. Die beiden Situationen mit der höchsten Punktzahl können in der kollegialen Beratung bearbeitet werden. Der Moderator stellt den Ablauf der kollegialen Beratung mit Hilfe eines Flipcharts dar. Die Methode „Reflecting Team" von Tom Andersen (2011) folgt einem ähnlichen Ablauf wie die sechs Schritte der kollegialen Beratung nach Tietze (2015) wie in ◙ Abb. 5.1 und ◙ Tab. 5.1 zu sehen ist.

Beide Verfahren beginnen mit einer offenen Situationsbeschreibung durch den Fallgeber. Bei Anderson wird auf die Möglichkeit der Rückfragen durch die Berater eine besondere Aufmerksamkeit gelegt (Phase 2). Bei Tietze kann der Fallgeber eine Fokussierung vornehmen, indem er eine für ihn besonders relevante Schlüsselfrage stellt, die die Beratenden bearbeiten sollen. Beim Reflecting-Team (◙ Abb. 5.1) entfällt die Methodenauswahl, da die Bearbeitung der Situation bereits vorstrukturiert ist. Das reflektierende Team zeichnet sich besonders dadurch aus, dass die Analyse der Situation explizit von der Lösungssuche getrennt wird. Bei beiden Methoden sind die Redezeiten der Fallgeber und der Berater sehr

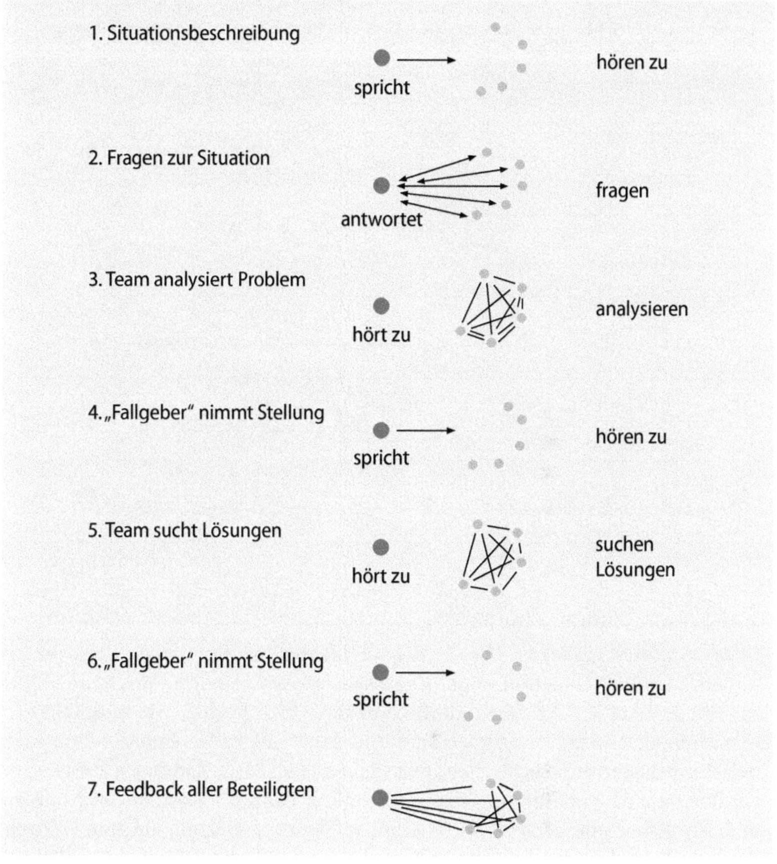

⬛ Abb. 5.1 Reflecting Team

klar vorgegeben. So können bei Andersen die Fallgeber nach der Problemanalyse und Lösungssuche kurz Position beziehen, welche Aspekte der Diskussion für sie von besonderer Relevanz waren oder wichtige Einsichten brachten. Die Problemanalyse und Lösungssuche wird jedoch in ihrer Vielfalt und Breite unbewertet stehen gelassen. Beide Verfahren enden mit einer Feedback- bzw. Sharing-Runde (Erfahrungen werden geteilt, aus dem Englischen „to share").

Die Aufgabe des Moderators ist es, auf die Einhaltung der Phasen zu achten und zu unterbinden, dass die Berater die Erzählung frühzeitig unterbrechen und

◧ **Tab. 5.1** Gegenüberstellung der beiden Verfahren zur kollegialen Beratung	
Kollegiale Beratung (Tietze)	**Reflektierendes Team (Andersen)**
1. Casting	
2. Spontanbericht	1. Situationsbeschreibung
	2. Fragen zur Situation
3. Schlüsselfrage	
4. Methodenwahl	
5. Beratung	3. Team analysiert Problem
	4. Fallgeber nimmt Stellung
	5. Team sucht Lösung
	6. Fallgeber nimmt Stellung
6. Abschluss/Ausblick	7. Feedback aller Beteiligter

umgekehrt die Fallgeber die Problemanalyse oder Lösungssuche vorschnell durch „ihre" Wahrheit ergänzen. Für die Auszubildenden ist die Analyse ihrer herausfordernd erlebten Situation in der Regel sehr erkenntnisreich. Durch die Vielfalt der Blickwinkel auf die geschilderte Situation wird spürbar, wie multifaktoriell verwoben viele Praxissituationen sind und dass es nicht die eine, sondern mehrere Perspektiven auf das Problem gibt (Kocks et al. 2012; Roddewig 2014).

Bereits eine Veränderung des Blickwinkels kann die Lösung des Problems sein. Ähnlich ermutigend ist die Vielzahl an Lösungsansätzen, die in der Gruppe produziert werden und die aufzeigen, dass es ein breites Spektrum an Möglichkeiten gibt, Konflikte oder Dilemmata aufzulösen. Alle Beteiligten sind dabei aktiv, versetzen sich in die Situation der Fallgeber hinein und sind an der Produktion von Handlungsalternativen beteiligt. Dies hilft allen Beteiligten (Auszubildenden, Berater und Fallgeber) zu erkennen, dass sie Situationen in der Praxis nicht hilflos ausgeliefert sind, sondern Lösungen in sich tragen, Wissensbezüge herstellen und vor allem gemeinsam Alternativen entwickeln können (Kocks et al. 2015). Diese Fallanalyse und gemeinsame Beratung auf Augenhöhe ist sehr ermutigend und bestärkend für die Auszubildenden. Die Erkenntnisse aus dem Transfertag helfen ihnen in anderen Situationen in der häuslichen Pflegepraxis, in denen sie sich ausgeliefert fühlen könnten, Lösungen zu finden oder auf kollegialen Austausch zurückzugreifen. Durch die kollegiale Beratung werden die Empathiefähigkeit der Auszubildenden weiterentwickelt und ihre kommunikativen Fähigkeiten (zu hören, zu fragen) trainiert (Andersen 2011).

Die Fähigkeiten zur Problemanalyse werden ähnlich wie beim problemorientierten Lernen weiter gefordert und gefördert. Eine kollegiale Lernkultur wird hierbei weiter entfaltet. Durch das Bearbeiten authentischer Erlebnisse rücken Theorie und Praxis weiter zusammen; gleichzeitig fühlen sich die Auszubildenden ernst genommen. Das schafft eine Vertrauensbasis zwischen den Auszubildenden und ihren Pflegepädagogen, die auch in anderen Lernsituationen eine tragfähige Basis für kooperatives Lernen bieten kann.

5.1.4 Methodenkompetenz der Pflegepädagogen

Für die Praxisbegleiter kann diese Form der Fallbearbeitung einerseits sehr fruchtbar sein, da an den konkreten Situationen der Auszubildenden gearbeitet werden kann. Andererseits stellt die kollegiale Beratung eine besondere Herausforderung an die Methodenkompetenz der Pflegepädagogen. Inhaltlich können sie sich nur wenig vorbereiten; das heißt sie müssen sich der Situation gewachsen fühlen, auf die eingebrachten Fälle reagieren zu können und die gesamte Dynamik zu moderieren. Ihre Moderationskompetenzen sind besonders gefordert, da sie den Ablauf der kollegialen Methode moderieren müssen, wenn er den Auszubildenden noch nicht aus anderen Reflexionseinheiten bekannt ist.

Besonders bedeutungsvoll ist die straffe Moderation in der Problemanalysephase. Hier tendieren die Auszubildenden sehr schnell zur Lösungssuche, die jedoch erst in einer nächsten Phase durchgeführt werden soll. Ein behutsames Zurückführen zur Problemanalyse ist daher von besonderer Relevanz. Die strikte Trennung ist ein wichtiger Lernprozess für die Auszubildenden: Sie sollen motiviert werden, zuerst ausführlich die Situation zu verstehen statt vorschnell (wie in der Pflegepraxis häufig) nach Lösungen zu suchen (Amrhein et al. 2013; Tietze 2018).

Außerdem müssen die Pflegepädagogen evtl. durch das Erzählen aktualisierte emotionale Belastungen der Fallgeber, aber auch der Berater mittragen und durch die kollegiale Beratung für Entlastung sorgen, ohne dass sie sich selbst zu sehr aktiv einbringen.

Diese Lernbegleiterrolle braucht Übung, Erfahrung und ein mutiges Einlassen auf die konkreten Situationen. Findet eine gemeinsam getragene Problemanalyse und Lösungssuche in den Kleingruppen statt, kann diese Erfahrung sowohl für die Auszubildenden als auch für die Pflegepädagogen sehr befriedigend sein (Roddewig 2014, 2016).

Nach dem Transfertag ist ein gemeinsames Debriefing (abschließender Austausch) der beiden Praxisbegleiter hilfreich, da damit für beide ein Raum eröffnet wird, um ihre Moderatorenrolle gemeinsam zu reflektieren und damit eine methodische Weiterentwicklung zu ermöglichen.

5.2 Kollegiale Beratung in der Lehre: das Modul „Beratung, Anleitung, Schulung" im Studiengang Pflegemanagement an der Hamburger Fern-Hochschule

A. Höhne

Im Modul Beratung, Anleitung, Schulung" wird an der Hamburger Fernhochschule (HFH) im Bachelorstudiengang Pflegemanagement den Studierenden kollegiale Beratung mittels Lehrbrief und Vorlesung vermittelt. Im Rahmen einer „komplexen Übung" kann kollegiale Beratung mit einem Leistungsnachweis prüfungsrelevant umgesetzt werden. Das Modul wird von den Lehrenden wie auch von den Studierenden als außerordentlich praxisnah und hilfreich gelobt.

5.2.1 Einleitung

Die private, staatlich anerkannte Hamburger Fern-Hochschule begann 1998 ihren Lehrbetrieb mit einem berufsbegleitenden Fernstudienkonzept. Die Hochschule richtet sich mit ihrem Studienangebot explizit an Menschen, die sich bereits in einer Ausbildung befinden oder berufstätig sind und sich durch einen akademischen Abschluss beruflich weiterentwickeln wollen. Die Präsenzlehrveranstaltungen finden bundesweit in über 40 Studienzentren statt.

Der Fachbereich Gesundheit und Pflege der HFH bietet aktuell fünf Bachelorstudiengänge und einen Masterstudiengang an. Der Schwerpunkt des Studienangebots liegt auf der Vorbereitung der Studierenden auf Fach- und Führungspositionen im Gesundheits- und Sozialwesen. 2001 begann der Lehrbetrieb des Fachbereichs Gesundheit und Pflege mit dem Diplomstudiengang Pflegemanagement, der im Zuge des Bologna-Prozesses 2011 durch den Bachelorstudiengang Pflegemanagement abgelöst wurde. Das Leitbild des Studiengangs Pflegemanagement beschreibt den professionelle/n Prozessgestalter/in. Den Studiengang Pflegemanagement haben bereits ca. 1700 Personen erfolgreich absolviert und ca. 1600 Studierende sind aktuell in ihn eingeschrieben (Stand: Dezember 2017).

5.2.2 Modul „Beratung, Anleitung, Schulung"

Das Modul „Beratung, Anleitung, Schulung" wird an der HFH im Bachelorstudiengang Pflegemanagement im 6. Semester angeboten. In dem Modul geht es um Beratungs-, Informations-, Anleitungs- und Schulungsaufgaben von Pflegenden sowie die Organisation, Koordination und Begleitung dieser pflegerischen Kommunikationsarbeit. ◘ Abb. 5.2 gibt einen Überblick über die fachlichen Schwerpunkte des Studiengangs Pflegemanagement sowie die inhaltliche und zeitliche Verortung des Moduls „Beratung, Anleitung, Schulung".

Die fünf jeweils 50- bis 60-seitigen Studienbriefe des Moduls liefern den Studierenden die wissenschaftlichen Grundlagen für Beratung, Anleitung und Schulung im Pflegekontext. Es handelt sich dabei um folgende Studienbriefe (◘ Abb. 5.3).

Ein gesonderter Lehrbrief befasst sich mit dem Konzept der kollegialen Beratung (Tietze 2016b). Das Modul wird seit dem Frühjahrssemester 2014 in jedem Semester in den 16 Studienzentren der HFH, an denen der Studiengang angeboten wird, durchgeführt. Bis heute gab es acht Durchläufe (Stand: Dezember 2017). In jedem Semester absolvieren durchschnittlich 100 Studierende das Modul.

Den Studierenden und Lehrenden, die das Modul in den Studienzentren lehren, stehen umfangreiche Informationen zu den Zielen und Durchführungsregelungen für die Komplexe Übung zur Verfügung.

	Managementorientierte Qualifikationen							Wissenschaftlich-orientierte Qualifikation				Pflegeorientierte Qualifikation							Pflegefachliche Qualifikation						…
Module / Semester	Management in Organisation	Management der eigenen Person	Management von Projekten	Management von Gruppen	Management von Personal	Management von Qualität im Gesundheitswesen	Nursing Leadership	Gesundheitsökonomie und Gesundheitssysteme	Betriebswirtschaftliche Grundlagen	Betriebliches Rechnungswesen	Finanzierung und Steuerung	Grundlagen der Organisationspsxychologie	Arbeitsgestaltung in der Pflege	Gesundheit und Gesellschaft	Einführung in die Pflegeforschung	Rechte in Organisation	Beratung, Anleitung, Schulung	Sozialrecht in der Pflege	Pflegewissenschaftliche Grundlagen	Pflege im Prozess	Pflegewissenschaft und Transfer	Herausforderungen für die Pflege	Wahlpflichtmodul 1	Wahlpflichtmodul 2	
1	KL							KL				KÜ							KL						
2		KÜ							KL				HA							KL					
3			KL							KL				HA							KL				
4				KÜ							KL				KL							KÜ			
5					KL	KL										KL							HA		
6							KL										KÜ	KL						KL	
7																									
Credit Points	4	8	5	4	4	4	4	4	6	6	6	4	6	8	6	6	8	6	6	6	6	8	12	8	…

◘ **Abb. 5.2** Überblick über die fachlichen Schwerpunkte im Studiengang Pflegemanagement an der HFH. Abkürzungen: KL = Klausur; KÜ = Komplexe Übung; HA = Hausarbeit

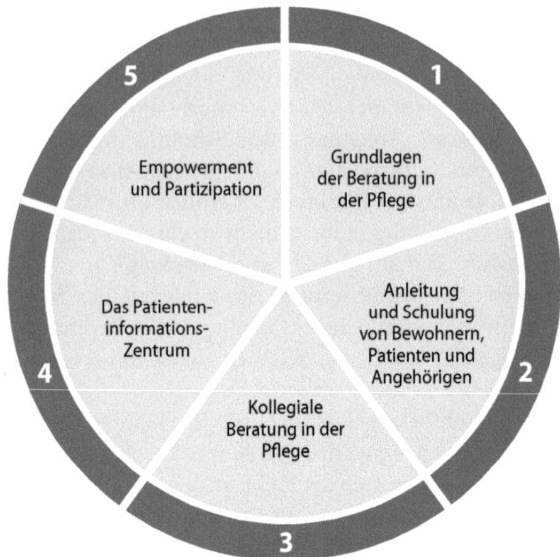

◘ Abb. 5.3   Studienbriefe des Moduls „Beratung, Anleitung, Schulung"

Die Aufgabe der **Komplexen Übung** (▶ Abschn. 5.2.3) besteht für die Studierenden darin, dass sie als Mitglied einer Arbeitsgruppe

1. ein Konzept zu einem selbst gewählten Thema aus einem der Themenbereiche des Moduls entwickeln, das in einem selbst definierten Setting etabliert werden soll;
2. dieses Konzept vor fiktiven Entscheidungsträgern präsentieren (bestehend aus Kommiliton(inn)en), die über die Realisierung des Vorhabens entscheiden sowie
3. sich aktiv an den Rückmeldungen und Diskussionen zu den Präsentationen ihrer Kommiliton(inn)en beteiligen.

Das Modul verfolgt drei Lernziele:

- Die Konzeptentwicklung und -präsentation vor einer Gruppe fiktiver Entscheidungsträger ermöglicht den Studierenden, ihre theoretisch im Modul erworbenen Kenntnisse auf Praxisaufgaben von Pflegemanager(inne)n zu beziehen.
- Die Studierenden können darüber hinaus ihre Handlungskompetenz zur mündlichen Darstellung pflegefachlicher Themen ausbauen.
- Durch die Zusammenarbeit mit Kommilitonen in einer Arbeitsgruppe erweitern die Studierenden ihre Kooperationsfähigkeit.

Durch die Entwicklung eines Konzepts in der Gruppe und die Präsentation vor einer Gruppe fiktiver Entscheidungsträger erhalten die Studierenden die Gelegenheit, die theoretischen Kenntnisse, die sie in dem Modul erworben haben, auf konkrete Praxisaufgaben von Pflegemanager(inne)n anzuwenden. Sie erweitern ihre Fähigkeiten zur Kooperation im beruflichen Kontext sowie ihre mündlichen und schriftlichen Präsentationskompetenzen.

Die Studierenden erarbeiten sich die Modulinhalte im Rahmen des Fernstudiums selbständig. Diese selbständige Lektüre der Studienbriefe wird durch 14 Unterrichtsstunden und Präsenzlehrveranstaltungen, die fakultativ in Wochenendblöcken angeboten werden, unterstützt. Zu Beginn der Präsenzlehrveranstaltungen wird in die Komplexe Übung eingeführt und es werden Arbeitsgruppen gebildet. Eine Arbeitsgruppe besteht in der Regel aus drei bis vier Studierenden. In Ausnahmefällen ist es auch möglich, ein Konzept als Einzelperson oder in einer größeren Gruppe zu bearbeiten. Zu einem späteren Zeitpunkt wird die Präsenzlehrveranstaltung auch dafür genutzt, den Gruppenarbeitsprozess zu reflektieren und zu unterstützen. Die Arbeitsgruppen können für die räumlich unabhängige Zusammenarbeit die Online-Lernplattform OLAT (Akronym für Online Learning And Training) mit ihren vielfältigen Optionen nutzen (z. B. Forum, Ordner für den Dokumentenaustausch, Wiki, gemeinsamer Kalender). Das Modul schließt mit der Studienleistung Komplexe Übung.

5.2.3 Komplexe Übung

Bei einer sog. Komplexen Übung (KÜ) handelt es sich um eine unter Anleitung eines Lehrenden in der Lehrveranstaltung eigenständig von den Studierenden auszuführende Bearbeitung oder Darstellung einer Problemstellung. Die Komplexe Übung stellt an der HFH eine spezielle Prüfungsform dar, mit der ein Modul abgeschlossen wird. Es handelt sich dabei um eine Studienleistung, d. h., die Prüfung wird lediglich mit einem „bestanden"/„nicht bestanden" bewertet, d. h. es werden keine Noten vergeben.

Die Komplexe Übung im Modul „Beratung, Anleitung, Schulung" soll als Gruppenarbeit von den Studierenden erbracht werden. Nur in Ausnahmefällen kann auch eine Einzelleistung erfolgen. Die Komplexe Übung in diesem Modul hat einen Umfang von sechs Unterrichtsstunden zu je 45 Minuten. Pro Unterrichtsstunde präsentiert eine Gruppe ihr Konzept. Während der Abschlusslehrveranstaltung präsentieren die Gruppen das von ihnen erarbeitete Konzept in einer ca. 15-minütigen Präsentation, an die sich eine 15- bis 20-minütige Diskussion und Rückmeldung der zuhörenden Studierenden anschließt. Die Diskussion beinhaltet ein konstruktives Feedback zu der Konzeptpräsentation, in der die Studierenden sowohl eine Rückmeldung zu ihren Stärken in der Präsentation als auch

Verbesserungsvorschläge erhalten. Die zuhörenden Studierenden stellen in der Komplexen Übung fiktive Entscheidungsträger dar (z. B. Leitung des Krankenhauses bzw. der entsprechenden Einrichtung, Geschäftsführer, potenzielle Geldgeber), die über die Realisierung des Vorhabens entscheiden.

Im didaktischen Konzept der Komplexen Übung geht es nicht um eine reine Präsentation der Ergebnisse, sondern um eine interaktive Auseinandersetzung mit einer (fiktiven) Geschäftsleitung, die ggf. die Kosten für die geplante Schulungsmaßnahme bzw. das geplante Konzept tragen soll. Teilweise ist sogar eine reale Umsetzung der Konzepte in die gesundheitliche Versorgung geplant.

Der Ablauf der Präsenzlehrveranstaltung kann an die Anzahl und Bedarfe der teilnehmenden Studierenden zeitlich und organisatorisch angepasst werden. Während der Besuch der Präsenzlehrveranstaltungen zu dem Modul fakultativ ist, ist die Teilnahme an der Komplexen Übung verpflichtend. Die Komplexe Übung gilt als bestanden, wenn der bzw. die Studierende einen aktiven Part an der Entwicklung und/oder Präsentation des Konzepts vorweisen kann und sich aktiv an den Rückmeldungen und Diskussionen zu den Präsentationen anderer Studierender beteiligt hat.

In den Arbeitsgruppen wird ein Thema aus dem Modul „Beratung, Anleitung, Schulung" ausgewählt, zu dem ein Konzept entwickelt werden soll. Dabei können Konzepte zu folgenden Themen erarbeitet werden:

- Beratung in der Pflege
- Einzelanleitung von Bewohner(inne)n und/oder Patient(inn)en und/oder Angehörigen
- Gruppenschulung von Bewohner(inne)n und/oder Patient(inn)en und/oder Angehörigen
- Kollegiale Beratung
- Patienten-Informations-Zentrum

Die Arbeitsgruppen wählen zusätzlich das Setting, in dem das Konzept verortet ist:

- Stationäre Krankenversorgung
- Stationäre Altenhilfe
- Ambulante Dienste
- Weiteres Feld der gesundheitlichen Versorgung

Für die Konzepterstellung und -präsentation in der Komplexen Übung wird den Studierenden folgende Gliederung empfohlen:

- Beschreibung des Angebots und des Settings
- Ausgangslage und Bedarf für das Angebot
- Nutzen des Angebots
- Aufwendungen für das Angebot (finanziell und zeitlich)

5.2.4 Themen in der Komplexen Übung

Für die ersten fünf Matrikel, d. h. Frühjahrssemester 2014 bis Frühjahrssemester 2016, liegen Rückmeldungen durch die Lehrenden vor. Die Lehrenden werden in jedem Semester gebeten, einen Feedbackbogen zur KÜ auszufüllen, in dem auch der Titel und das Setting der vorgestellten Konzepte von den Lehrenden angegeben werden sollten. Dadurch liegen Informationen dazu vor, welche Themen von den Studierenden bearbeitet wurden. Die präsentierten Themen weisen eine große inhaltliche Breite auf.

Die Konzepte konzentrieren sich zum Teil auf konkrete Krankheitsbilder. Dabei überwiegen Schulungs- und Beratungskonzepte zu Diabetes, Demenz und psychischen bzw. psychiatrischen Störungs- und Krankheitsbildern.

Nach zwei Semestern Laufzeit wurde das Konzept der Komplexen Übung zum ersten Mal im Fachbereich Gesundheit und Pflege evaluiert (Boye 2015). Die überwiegende Mehrheit der Studierenden orientierte sich an der vorgegebenen Aufgabenstellung. Die Aufgabe, die Konzepte durch visuelle Präsentationen (z. B. Powerpoint, Handouts, Leporellos) zu unterstützen, kam ebenfalls die weit überwiegende Mehrheit der Arbeitsgruppen nach, wenngleich die Qualität der Visualisierung, die Anschaulichkeit und Verständlichkeit von Überschriften und Texten oder der Darstellung formaler Angaben (z. B. Foliennummer) stark variierte.

Die in der Komplexen Übung präsentierten Konzepte sind inhaltlich und methodisch sehr vielfältig, wie der nachfolgende Überblick in ◘ Tab. 5.2 verdeutlicht.

◘ **Tab. 5.2** Beispielhafte Konzepte in der Komplexen Übung

Titel	Thema	Setting	Zielgruppe	Krankheits-fokus
Implementierung eines Patienten-Informations-Zentrums im Krankenhaus	Patienten-Infor-mations-Zentrum	Stationäre Versorgung	Patienten	
Herausforderungen im Alltag. Ein Schulungsprogramm für Angehörige, Betroffene und Betreuungspersonen von an Demenz erkrankten Menschen mit Diabetes in der Seniorenwohnanlage Seeblick	Schulung	Stationäre Altenhilfe	Patienten Mitarbeiter Angehörige	Demenz Diabetes

◻ Tab. 5.2 (Fortsetzung)

Titel	Thema	Setting	Zielgruppe	Krankheits-fokus
Pflegekurse im ambulanten Pflegedienst	Schulung	Ambulante Versorgung	Angehörige	
Fortbildung und Workshop in einem Alten- und Pflegeheim. Freiheitsentziehende Maßnahmen	Schulung	Stationäre Altenhilfe	Mitarbeiter	
Psychoedukation in der ambulanten Psychiatrie	Schulung	Stationäre Versorgung	Patienten	Psychiatrie
Diabetesberatung im Rahmen eines ambulanten Pflegedienstes	Beratung	Ambulante Versorgung	Patienten	Diabetes
Konzept zur Edukation von Angehörigen in der außerklinischen Intensivpflege: Wohngemeinschaften und Einzelversorgung zu Hause	Schulung	Weiteres Feld der gesundheitlichen Versorgung	Angehörige	
Notwendigkeit zur Konzeptentwicklung. Patientenbroschüre – Information zur Hämodialyse	Schulung	Weiteres Feld der gesundheitlichen Versorgung	Patienten	Niereninsuffizienz
Einführung kollegialer Beratung der Bereichsleitungen	Beratung	Stationäre Versorgung	Mitarbeiter	
Gruppenschulung für Pflegekräfte in einem Altenheim zum Thema „Bewegungsförderung der Heimbewohner unter Berücksichtigung kinästhetischer Aspekte"	Schulung	Stationäre Altenhilfe	Mitarbeiter	

5.2.5 Kollegiale Beratung als Konzeptthema

Von den mehr als 200 dokumentierten Konzepten, die in der Komplexen Übung präsentiert wurden, widmen sich 25 Konzepte dem Thema kollegiale Beratung, d. h. rund zwölf Prozent. Die Bandbreite der behandelten Themen reicht dabei von der allgemeinen Vorstellung dieses Konzeptes (Tietze 2018) bis hin zur Einführung kollegialer Beratung in verschiedenen pflegerischen Arbeitsbereichen im ambulanten und stationären Bereich (◘ Tab. 5.3).

◘ **Tab. 5.3** Kollegiale Beratung als Thema in der Komplexen Übung

Thema	Setting
Einführung kollegialer Beratung der Bereichsleitungen	Stationäre Versorgung
Kollegiale Beratung in der Seniorenresidenz am Kaskadenwehr	Stationäre Altenhilfe
Kollegiale Beratung im ambulanten Bereich	Ambulante Versorgung
Kollegiale Beratung in den Wohnbereichen des Altenheims „St. Hedwig"	Stationäre Altenhilfe
Einführung kollegialer Beratung im Rahmen der Personalentwicklung auf der Ebene der Führungskräfte in der außerklinischen Intensivpflege	Ambulante Versorgung
Einführung kollegialer Beratung der Stationsleitungen vor Pflegedirektion	Stationäre Versorgung
Einführung der kollegialen Beratung in der Pflege als Ausbildungsmaßnahme für Stationsleitungen an der Wirtschaftsakademie	Weiteres Feld der gesundheitlichen Versorgung
Einführung von kollegialer Beratung in einer Altenhilfeeinrichtung	Stationäre Altenhilfe
Kollegiale Beratung im Rahmen der Stationsleitungsbesprechungen der Chirurgie A+B	Stationäre Versorgung
Peer-Review: Ein Konzept zur Qualitätssicherung – in Abgrenzung zur kollegialen Beratung im Klinikkontext	Stationäre Versorgung
Kollegiale Beratung im Klinikum auf der Ebene der Stationsleitungen	Stationäre Versorgung

Tab. 5.3 (Fortsetzung)

Thema	Setting
Wiedereinführung von kollegialer Beratung im klinischen Kontext für Stationsleitungen	Stationäre Versorgung
Einführung der kollegialen Beratung im stationären Kontext der Kinderklinik XY	Stationäre Versorgung
Etablierung eines Atmungstherapeuten zur kollegialen Beratung im therapeutischen Team einer operativen Intensivstation einer Uni-Klinik	Stationäre Versorgung
Optimierung von Teamsitzungen mittels kollegialer Beratung im stationären Setting	Stationäre Versorgung
Einführung kollegialer Beratung im Leitungsteam des Pflegebereichs 1 am Campus Kiel	Stationäre Versorgung
Konzept zur kollegialen Beratung in der stationären und ambulanten Intensivpflege	Stationäre und ambulante Versorgung
Vorstellung des Konzepts der kollegialen Fallberatung	Stationäre Versorgung

In der Übersicht wurden die Präsentationen, die die kollegiale Beratung nur allgemein in ihrem Ablauf vorstellen, aber nicht auf spezifische Herausforderungen und Themen in der pflegerischen Praxis eingehen, nicht berücksichtigt.

Von neun Konzepten zur kollegialen Beratung liegen die visuellen Präsentationen (Powerpoint-Folien oder Handouts) vor. Die nachfolgende Zusammenfassung der präsentierten Konzepte zur kollegialen Beratung basiert auf diesen Präsentationen sofern diese sich mit der Anwendung der kollegialen Beratung in der Praxis beschäftigt haben. Präsentationen, die lediglich das Modell allgemein vorgestellt haben (Ablauf, Phasen etc.), wurden nicht ausgewertet.

5.2.6 Kollegiale Beratung zur Unterstützung des Personalmanagements

Von den Pflegemanagement Studierenden werden als Themen für die kollegiale Beratung häufiger Themen behandelt, die Aspekte des Personalmanagements thematisieren (z. B. Fragen der Personalführung, Arbeitsgestaltung und Teamaspekte).

Kollegiale Beratung kann z. B. als Unterstützung für neue Teamleitungen dienen, indem das Konzept auf dieser Führungsebene vorgestellt und eingeübt wird und sich die Mitarbeiter(innen) insbesondere über managementbezogene Anliegen kollegial beraten (z. B. Umgang mit Personalausfall und Konflikten im Team, Reflexion der eigenen Führungsrolle, Prozessmanagement).

5.2.7 Kollegiale Beratung zur Unterstützung des fachlichen Austauschs

Kollegiale Beratung kann in der stationären und ambulanten Intensivpflege angewandt werden und hier in einem klar definierten zeitlichen und räumlichen Rahmen die Pflegefachkräfte dabei unterstützen, sich zu bestimmten fachlichen Problemen auszutauschen. Themen für die kollegiale Beratung im Arbeitskontext Intensivpflege können sein:

- Umgang mit Notfallsituationen und Patienten in akut lebensbedrohlichen Zuständen (z. B. Reanimation)
- Umgang mit sterbenden Patienten und deren Angehörigen
- Ethische Fragen (z. B. Therapieeinstellung)

In der ambulanten Intensivpflege können zudem Themen der kollegialen Beratung sein:

- Arbeiten, ohne dass permanent ein Arzt bzw. eine Ärztin anwesend ist
- Zeitversetztes Arbeiten im Team

Dieser fachliche Austausch kommt nach Ansicht der Studierenden im normalen Arbeitsalltag und in den regulären Teamsitzungen zu kurz. Beratung untereinander erfolge nur selten und wenn, dann oftmals nur nebenbei. Der Rahmen der kollegialen Beratung wertet die Bedeutung dieses fachlichen Austauschs auf und trägt zu einer besseren Kommunikationskultur und zur Stärkung des Zusammenhalts im Team bei. Kollegiale Beratung trägt auch zur Qualitätsentwicklung in der Einrichtung bei, da der kollegiale Austausch zu einer Wissens- und Kompetenzerweiterung der Beschäftigten beiträgt.

In einem Konzept zu kollegialer Beratung in der außerklinischen Intensivpflege wird als Zielgruppe explizit das pflegerische Führungspersonal, konkret die Teamleitungen, genannt. Mit der kollegialen Beratung werden in diesem Konzept verschiedene Ziele verbunden:

- Erhöhung der Arbeitszufriedenheit
- Reduktion von Belastungen
- Absenkung der Fluktuationsrate
- Verbesserung der Qualität bei der Einarbeitung

- Erhöhung der Personalbindung
- Erhöhung der Mitarbeiterbindung

Kollegiale Beratung wird in diesem Konzept als Personalentwicklungsmaßnahme für pflegerische Führungskräfte verstanden. Die kollegiale Beratung ermöglicht einen Raum für den Austausch auf gleicher beruflicher Hierarchieebene und schafft einen Rahmen, in dem die pflegerischen Führungskräfte ihre Führungspraxis reflektieren können. Mit der kollegialen Beratung wird die Hoffnung verbunden, dass die Problemlösungs-, Beratungs- und Kommunikationskompetenz der Führungskräfte verbessert wird.

In einem Konzept wurde die Wiedereinführung kollegialer Beratung für Stationsleitungen thematisiert. Aus Sicht der Studierenden scheiterte die kollegiale Beratung für die Stationsleitungen im Beispielfall daran, dass das Angebot zu selten (nur einmal jährlich) stattfand. In diesem Beitrag wird die Neugestaltung des Konzeptes vorgestellt, um die kollegiale Beratung wieder zu neuem Leben zu erwecken. Dies soll durch die Verbesserung der Information über das Angebot im Intranet, einen Informationsflyer und ein Mailing an alle Stationsleitungen geschehen. Zudem wird vorgeschlagen, die Frequenz der kollegialen Beratung auf einen Termin im Quartal zu erhöhen.

In einem Konzept, dass sich ebenfalls mit der kollegialen Beratung auf Stationsleitungsebene beschäftigt, verbinden die Studierenden die Hoffnung, dass sich durch den gemeinsamen Austausch über Fragen der Personalführung ein „einheitliches Führungsverhalten" entwickelt und die Führungsqualität sich verbessert.

Ein Konzept widmet sich explizit der Situation, kollegiale Beratung in einem Altenheim zu implementieren. Hier wird mit der Einführung von kollegialer Beratung die Hoffnung verbunden, dass sich die Kollegen über als schwierig und belastend erlebte Situationen miteinander austauschen können.

In einem Konzept, dass sich mit der „Optimierung von Teamsitzungen mittels kollegialer Beratung im stationären Setting" beschäftigt hat, werden die Nachteile kollegialer Beratung angesprochen. Insbesondere zeitliche Restriktionen werden als Grund dafür angeführt, dass ein Fall womöglich nur unzureichend bearbeitet werden kann und dass nicht jedes Mitglied des Beratungsteams seine Anliegen einbringen kann. Es wird zudem befürchtet, dass die notwendige Vertraulichkeit, um sich auch mit seiner Unsicherheit und seinen Problemen im beruflichen Kontext vor den Kollegen zeigen zu können, nicht vollumfänglich gewährleistet ist. Als weiterer Kritikpunkt an diesem Beratungskontext wird angeführt, dass innerhalb der Peer-Gruppe eine Konkurrenzsituation entstehen könnte.

5.2.8 Kollegiale Beratung zur Entlastung der Mitarbeiter

Kollegiale Beratung eignet sich auch gut, um Mitarbeiter mit unterschiedlichen Qualifikationen und Arbeitsbereichen zusammenzubringen, damit sie sich zu Themen austauschen, die alle betreffen können. In einer Präsentation wird die Idee thematisiert, kollegiale Beratung in den Wohnbereichen eines Altenheims zu implementieren. Kollegiale Beratung wird als entlastende Maßnahme angesehen, da den Mitarbeiter(inne)n in dem Altenheim bisher keine direkten Kommunikationsmöglichkeiten zur Verfügung stehen, um über schwierige und belastende Situationen mit den Heimbewohner(inne)n und deren Angehörigen zu sprechen. Mit der Implementierung kollegialer Beratung wird hier die Hoffnung verbunden, dass die beruflichen Kompetenzen der Beschäftigten verbessert und die beruflich bedingten psychischen Beanspruchungen reduziert werden. Dadurch erhöht sich die Zufriedenheit der Mitarbeiter, was sich wiederum positiv auf die Zufriedenheit der Heimbewohner(innen) und ihrer Angehörigen auswirkt.

5.2.9 Zusammenfassung

Kollegiale Beratung ist aus Sicht der Studierenden im Arbeitsalltag vergleichsweise leicht umzusetzen. Da keine externe Supervisorin bzw. kein externer Supervisor notwendig ist und lediglich die Freistellung von der Arbeit für die Zeit der kollegialen Beratung sicherzustellen ist, handelt es sich um eine kostengünstige Maßnahme der Personalentwicklung. Als Vorteil wird zudem angesehen, dass die Teilnahme freiwillig erfolgt und somit gewährleistet ist, dass nur interessierte und motivierte Kollegen teilnehmen. Alle Teilnehmer(innen) sind gleichberechtigt darin, Themen einzubringen und zu diskutieren. Die Eigen- und Fremdreflektion wird durch kollegiale Beratung gefördert.

In den Präsentationen der Studierenden wird deutlich die entlastende Funktion der kollegialen Beratung für die Mitarbeiter und Mitarbeiterinnen herausgestellt, indem Situationen von Arbeitsstress, Überforderung und herausfordernden Situationen mit Kollegen und Kolleginnen geteilt werden können (Shields et al. 1985). Dies wiederum hat positive Auswirkungen auf die Patienten bzw. Bewohner.

5.2.10 Das Modul aus Sicht der Lehrenden

Die Feedbackbögen zur Komplexen Übung dienten insbesondere für die ersten Durchläufe des Moduls dazu, die Erfahrungen der Lehrenden zu erheben und in die weitere Entwicklung dieser Prüfungsform einfließen zu lassen. Nach den ersten fünf Semestern/Moduldurchläufen stellte sich heraus, dass eine theoretische Sättigung erzielt wurde, d. h. die Feedbackbögen brachten keinen wesentlichen neuen Erkenntnisgewinn mehr.

Das Modul „Beratung, Anleitung, Schulung" wurde bisher von 20 verschiedenen Lehrenden durchgeführt. Die überwiegende Mehrheit ist seit dem Start des Moduls im Jahr 2014 dabei. Die Lehrenden verfügen häufig über eine pflegerische Ausbildung und akademische Abschlüsse im Gesundheits- und Sozialbereich (z. B. Management, Pflegewissenschaft), in der Erwachsenenbildung sowie über Zusatzausbildungen im Bereich Beratung (z. B. systemische Beratung, Coaching, Organisationsentwicklung). Sie arbeiten in der Erwachsenenbildung (u. a. als Professorinnen und Professoren), in der Gesundheitsversorgung (u. a. als QM-Beauftragte, in der Pflegedirektion) oder sind freiberuflich in der Beratung von Gesundheitseinrichtungen tätig. Ihre berufliche Expertise aus dem Gesundheitswesen bringen sie in die Ausgestaltung der Lehrveranstaltung und die fachliche Beratung der Studierenden ein.

Die Komplexe Übung wird von den Lehrenden als sehr praxisrelevant gelobt (Boye 2015). Das Rollenspiel wird als äußerst aktive Form der Auseinandersetzung mit der Thematik angesehen. Insbesondere die Herausforderung, das eigene Konzept gegenüber der (fiktiven) Geschäftsführung präsentieren und verteidigen zu müssen, unterstützt die Studierenden darin, ihr Konzept zu begründen und zu erläutern. Die Studierenden üben das Präsentieren. Die zur Verfügung gestellten Materialien werden als sehr hilfreich angesehen, insbesondere das Zusatzmaterial sei ein ausgezeichneter roter Faden zur Durchführung der Komplexen Übung.

Durch die Präsentationen der Kommilitonen lernen die Studierenden neue Schulungskonzepte kennen. Das Feedback erfolgt nach der Präsentation durch die Kommilitonen. Dadurch üben sich alle Studierenden darin, sowohl Feedback zu geben als auch zu empfangen.

Durch die berufliche Heterogenität der Studierenden und die Vielfalt an vorgestellten Konzepten wird der Lernzuwachs für die Studierenden als sehr hoch eingeschätzt. Die Studierenden erhalten in der Zusammenarbeit mit ihren Mitstudierenden sowie während der Präsenzlehrveranstaltungen Einblicke in sehr unterschiedliche Arbeits- und Themenbereiche. Dadurch wird die Vernetzung untereinander stark befördert.

Einige Lehrende kritisieren, dass die Planung der Komplexen Übung dadurch erschwert wird, dass sie vor der Veranstaltung häufig die Themen und die Anzahl der präsentierten Konzepte nicht wissen. Aufgrund der geringen Gruppengröße in einem Studienzentrum wurde die empfohlene Gruppengröße von drei bis vier Studierenden in einer Arbeitsgruppe häufig unterschritten. Die Richtzeit von 15 Minuten pro Präsentation einer Arbeitsgruppe reiche häufig nicht aus – die Diskussionszeit von 20 Minuten hingegen sei zu lang angesetzt. Daher sprechen sich die Lehrenden für eine Zeitspanne von 15–20 Minuten für die Präsentation aus. Teilweise räumen die Lehrenden den Studierenden eine etwas längere Vorbereitungsphase ein, da sich die Studierenden aufgrund der räumlichen Distanzen schon längere Zeit nicht mehr gesehen haben und letzte Absprachen für die Präsentation der Konzepte zu treffen sind.

Da die Präsenzlehrveranstaltungen fakultativ sind, werden sie nicht von allen Studierenden genutzt. Das heißt, manche Studierende kommen nur zur abschließenden Komplexen Übung. Eine vorbereitende Beratung und Begleitung der Studierenden bei der Erstellung des Konzeptes durch die Lehrenden ist in diesen Fällen nicht oder nur eingeschränkt möglich (z. B. telefonisch oder per E-Mail).

5.2.11 Das Modul aus Sicht der Studierenden

In jedem Semester werden die Studierenden um eine Evaluation des Studienmaterials (d. h. der verschiedenen Module), der Studien(fach)beratung und der Betreuung durch das jeweilige Studienzentrum gebeten. Auf einer fünfstufigen Likert-Skala (Spannweite von „sehr gut" bis „mangelhaft") geben die Studierenden an, wie sie die Qualität des Studienmaterials beurteilen. Die Evaluationsergebnisse zeigen, dass die Studierenden mit der Qualität des Studienmaterials durchschnittlich sehr zufrieden sind: Die Mittelwerte liegen in den Semestern, für die Evaluationsergebnisse vorliegen (Herbstsemester 2014 bis Herbstsemester 2016) zwischen 1,68 und 2,14 (Spannweite 1,0 – „sehr gut" bis 5,0 – „mangelhaft").

Die Studierenden haben auch die Möglichkeit, in den Freitextfeldern Anmerkungen (z. B. Lob, Verbesserungsvorschläge, Kritik) zu den erfragten Aspekten der Evaluation zu machen. Für das Modul „Beratung, Anleitung, Schulung" liegen keine Anmerkungen vor.

Von den Lehrenden wird vereinzelt die Meinung der Studierenden wiedergegeben, dass sie eine Einzelarbeit einer Gruppenarbeit vorziehen würden (Boye 2015). Die Gruppenarbeit lasse sich aufgrund von Schichtarbeit und der räumlichen Entfernung voneinander kaum organisieren. Allerdings wird auch die Rückmeldung gegeben, dass die Konzepterstellung in der Gruppe als positiv und realitätsnah zum Arbeitsalltag der Studierenden erlebt wurde. Vereinzelt wird auch der Wunsch geäußert, dass das Modul früher im Studienverlauf angeboten werden sollte, da die Studierenden schon frühzeitig im Arbeitskontext mit den Themen Beratung, Anleitung und Schulung konfrontiert werden. Einige Lehrende sprechen sich dafür aus, die Einführungspräsenzveranstaltung in die Komplexe Übung verpflichtend zu machen, da sonst kaum Absprachen zwischen den Studierenden (und Lehrenden) getroffen werden können und sich der Prozess der Gruppenfindung schwieriger gestalten würde.

Teilweise wird von den Studierenden auch der Wunsch geäußert, mit Präsentationstechniken (z. B. Powerpoint) in den zu Beginn des Semesters stattfindenden Präsenzlehrveranstaltungen stärker vertraut gemacht zu werden.

5.2.12 Fazit

Mit dem Modul „Beratung, Anleitung, Schulung" und vor allem der besonderen Prüfungsform in diesem Modul ist es gelungen, eine praxisnahe und lebendige Lehrveranstaltung zu etablieren. Die Studierenden werden dazu angehalten, ihre Idee für eine Beratung, Anleitung oder Schulung so praxistauglich wie möglich zu konzipieren, sodass es auch eine Gruppe von fiktiven Entscheidungsträgern aus dem pflegerischen Versorgungsalltag (z. B. Klinikleitung, Geschäftsführung, Pflegedirektion) überzeugt.

Die Studierenden lernen in dem Modul in einer Kleingruppe, ein Konzept für eine Schulung, kollegiale Beratung oder Anleitung von Patienten, Angehörigen oder Kollegen zu erarbeiten und sich mit den für eine Implementierung notwendigen Schritten (Zeitplanung, Budget, Personalbedarf, Definition der Zielgruppe etc.) auseinanderzusetzen.

Das Modul wird sowohl von den Lehrenden als auch den Studierenden als außerordentlich praxisnah und hilfreich gelobt. Die Verankerung des Themas „Beratung, Anleitung, Schulung" im Pflegemanagementstudium hebt die Bedeutung dieser pflegerischen Aufgaben hervor, besonders im Kontext kollegialer Beratung die Rolle der pflegerischen Führungsebene für die Etablierung dieses Konzepts auf allen Hierarchieebenen im pflegerischen Berufsalltag.

Mithilfe einer weiteren Studie wäre es möglich, die Studierenden danach zu befragen, inwiefern sie das in der Komplexen Übung vorgestellte Konzept in der Praxis realisieren konnten oder inwiefern sie dadurch angeregt wurden, ähnliche Konzepte zu entwickeln oder in ihrer Gesundheitseinrichtung bereits bestehende Schulungskonzepte weiterzuentwickeln.

Literatur

Amrhein B, Hummelsheim A, Kricke M, Rohr D (2013) Reflexionsmethoden in der Praktikumsbegleitung am Beispiel der Lehramtsausbildung an der Universität zu Köln. Waxmann, Münster

Andersen T (2011) Das Reflektierende Team: Dialoge und Dialoge über die Dialoge. Modernes Lernen

Boye J (2015) Auswertung der Komplexen Übung im Rahmen der Qualitätssicherung Herbstsemester 2014. Hamburger Fern-Hochschule

Kapsch K (2014) Kollegiale Beratung: Beratung in der Pflege – mal anders. JuKiP(3): 71–77

Kocks A, Kapsch K, Tietze KO (2015) Gemeinsame Lösungen finden: Kollegiale Beratung. Die Schwester Der Pfleger, 55(2): 42–44

Kocks A, Segmüller T, Abt-Zegelin A (2012) Kollegiale Beratung in der Pflege: Ein praktischer Leitfaden zur Einführung und Implementierung. verfügbar über www.dg-pflegewissenschaft.de/2011DGP/wp-content/uploads/2011/09/LeitfadenBIS1.pdf2223, letzter Abruf 05.2016

Roddewig M (2014) Kollegiale Beratung in der Gesundheits- und Krankenpflege. Auswirkungen auf das emotionale Befinden von Auszubildenden. Mabuse, Frankfurt am Main

Roddewig M (2016) Kollegiale Beratung in der Gesundheits- und Krankenpflegeausbildung. Padua 11(1): 37-44. doi: 10.1024/1861-6186/a000291

Schlee J (2012) Kollegiale Beratung und Supervision für pädagogische Berufe: Hilfe zur Selbsthilfe. Ein Arbeitsbuch. Kohlhammer, Stuttgart

Schmid B (2013) Einführung in die kollegiale Beratung. Auer, Heidelberg

Shields JD, Gavrin JM, Hart-Smith V, Kombrink L, Kovach JS, Sheehan ML, Zagata KF, Zander K (Hrsg) (1985) Peer consultation in a group context. A guide for professional nurses. Springer, New York

Tietze KO (2016b) Kollegiale Beratung. Studienbrief für das Modul BP 23 (Beratung, Anleitung, Schulung) des BA-Studiengangs Pflegemanagement an der Hamburger Fern-Hochschule (HFH) 2. Aufl. Hamburger Fern-Hochschule

Tietze KO (2018) Kollegiale Beratung - Problemlösungen gemeinsam entwickeln. 9. Aufl. Rowohlt, Reinbek

Zeiler R (2012) Kollegiale Fallberatung in der Schule: Warum, wann und wie? Verlag an der Ruhr

Arbeitshilfen für die Umsetzung der kollegialen Beratung

Andreas Kocks, Tanja Segmüller

© Springer-Verlag GmbH Deutschland, ein Teil von Springer Nature 2019
A. Kocks, T. Segmüller (Hrsg.), *Kollegiale Beratung im Pflegeteam*
https://doi.org/10.1007/978-3-662-57789-9_6

In diesem Kapitel finden Sie Kopiervorlagen, die Sie bei der Umsetzung und Einführung der kollegialen Beratung im Team unterstützen können. Nutzen Sie die Vorlagen, indem Sie sie direkt bei der kollegialen Beratung als Strukturgeber und Kurzzusammenfassung wesentlicher methodischer Bausteine nutzen.

- Rollen in der kollegialen Beratung. Die Rollenverteilung in der kollegialen Beratung wird vor dem Beratungsprozess im Team festgelegt und sollte bei jeder Beratung wechseln, so dass jeder einmal jede Rolle einnimmt (◘ Abb. 6.1).
- Die Phasen der kollegialen Beratung nach (Tietze 2018; ◘ Abb. 6.2)
- Die Phasen der kollegialen Beratung nach (Tietze 2018; ◘ Abb. 6.3)
- Eine Auswahl möglicher Methoden der kollegialen Beratung (Tietze, 2018; ◘ Abb. 6.4)
- Strukturhilfe für die Fallschilderung (◘ Abb. 6.5)
- Ein Beispiel für Arbeitsprinzipien in der kollegialen Beratung (◘ Abb. 6.6)
- Checkliste und Fragen zur Einführung (◘ Abb. 6.7)

Arbeitsmaterialien aus dem Buch *Kollegiale Beratung im Pflegeteam* (A. Kocks/T. Segmüller)		
Arbeitsblatt 1	**Vorlage: Rollen in der kollegialen Beratung**	**Seite 1**

Vorlage
Rollen in der kollegialen Beratung

Rolle	Aufgaben	Typische Sätze
Fallerzähler Ist die ratsuchende Person	Der Fallerzähler – stellt seinen „Fall", seine Herausforderung, die Aufgabe etc. vor **(Phase 1)** – beantwortet kurz konkrete Verständnisfragen (Phase 2) – formuliert eine Schlüsselfrage **(Phase 3)** – benennt eine Beratungsmethode (Phase 4) – lauscht „still" den Beratern **(Phase 5)** – lässt sich einen Strauß an neuen Möglichkeiten als Antwort schenken (Phase 6)	– *Ich mache mir Sorgen um …* – *Da hätte ich etwas, zu dem ich Eure Erfahrungen brauche …* – *…*
Moderator Strukturiert den Beratungsprozess und wacht über die Einhaltung der Methode	Der Moderator strukturiert, leitet an, motiviert und steuert, wenn nötig, den strukturierten Beratungsprozess mit seinen einzelnen Phasen. Er achtet darauf, dass Regeln und Ablauf eingehalten werden. Dies gilt insbesondere für die wechselnden Redeanteile. Der Moderator ist auch „Unterstützer" für den Fallerzähler und achtet darauf, dass der Beratungsprozess den Anliegen und Bedürfnissen des Fallerzählers entspricht. Die Moderation ist das Bindeglied zwischen Fallerzähler und der Beratungsgruppe.	– *Zu welcher Frage möchtest du beraten werden?* – *Darf ich die Beratergruppe bitten, sich auf die Frage und die angegebene Methode des Fallerzählers zu konzentrieren?* – *Welche Empfehlungen möchte die Beratergruppe dem Ratsuchenden mitgeben?* – *…*

◆ Abb. 6.1   Arbeitsblatt 1: Vorlage – Rollen in der kollegialen Beratung

Arbeitsmaterialien aus dem Buch *Kollegiale Beratung im Pflegeteam* (A. Kocks/T. Segmüller)		
Arbeitsblatt 1	**Vorlage: Rollen in der kollegialen Beratung**	**Seite 2**

Beratergruppe Tauscht sich zur Schlüsselfrage aus und bringt ihre Erfahrungen, ihr Wissen ein. Ziel ist die Schaffung von vielen Möglichkeiten	Diese Rolle wird mehrfach besetzt, um einen heterogenen Beratungsdiskurs zu ermöglichen. Es zeigt sich, dass es sehr gut sein kann, wenn diese Gruppe sehr heterogen ist (erfahrene und weniger erfahrene, jüngere und ältere etc.). Die Beratergruppe — greift den Fall des Fallerzählers auf (Phase 1) — stellt knappe Verständnisfragen (Phase 2) — Versteht die Schlüsselfrage (**Phase 3**) — Greift die angegeben Methode auf (**Phase 4**) — Tritt in einen kreativen, kommunikativen Beratungsprozess innerhalb der Beratergruppe ein. Dies umfasst seine Perspektiven, Erfahrungen, Wissen, Ideen und Vorschläge (Phase 5) — Beteiligt sich an dem Strauß von Antworten auf die Schlüsselfrage (Phase 6)	— *Habe ich deinen Fall richtig verstanden,…?* — *Diese Herausforderung kenne ich, ich habe da gute Erfahrungen gemacht mit …* — *Ich könnte mir vorstellen dass …* — *Was wollen wir auf das Protokoll schreiben, …?* — *…*
Protokollführer/ Sekretär Erstellt eine knappe Dokumentation	Der Protokollführer/Sekretär — ist Teil der Beratergruppe, — macht Notizen in allen Phasen der kollegialen Beratun (stichwortartige oder in Form von Zeichnungen), — unterstützt mit seinen Notizen alle Phasen der kollegialen Beratung und erstellt ein Protokoll.	
Prozessbeobachter Gibt Feedback zur Methode	Wenn die Gruppe groß genug ist kann es sinnvoll sein einen Prozessbeobachter zu bestimmen. Er — gibt jeweils am Ende einer kollegialen Beratung ein Feedback zu seinen Beobachtungen und dem Umgang mit der vorgegebenen Methode, — dient der Qualitätsentwicklung.	— *Ich hatte zwischenzeitlich das Gefühl dass Fallerzähler und Beratergruppe zu direkt in einen Austausch getreten sind?* — *Ich denke wir sollten noch besser auf die Einhaltung der Zeit achten?* — *…*

⬛ Abb. 6.1   (Fortsetzung)

Arbeitsmaterialien aus dem Buch *Kollegiale Beratung im Pflegeteam* (A. Kocks/T. Segmüller)		
Arbeitsblatt 2	**Vorlage: Die Phasen der kollegialen Beratung nach (Tietze 2018)**	**Seite 1**

Vorlage

Die Phasen der kollegialen Beratung (Tietze 2018)

Phase	Was passiert?	Was ist das Ergebnis?	Wer trägt was dazu bei?
Casting	Die Rollen werden besetzt: Moderator, Fallerzähler, Berater **Dauer: 5 Minuten**	Fallerzähler, Moderator und Berater nehmen ihre Rollen ein.	Teilnehmende benennen ihr Anliegen, Moderator und Fallerzähler werden ausgewählt.
Spontan-erzählung	Der Fallerzähler schildert spontan die Situation, Aufgabe, das Problem, die beschäftigen. **Dauer: 10–15 Minuten**	Alle Teilnehmenden haben den Fall weitgehend verstanden.	Der Fallerzähler berichtet und wird dabei vom Moderator begleitet.
Schlüssel-frage	Der Fallerzähler benennt seine Schlüsselfrage. **Dauer: 5 Minuten**	Alle Teilnehmenden haben die Schlüsselfrage des Fallerzählenden verstanden.	Der Fallerzähler entwirft eine Schlüsselfrage und wird dabei von der Moderation unterstützt.
Methoden-wahl	Eine Methode wird aus dem Methodenpool ausgewählt. **Dauer: 5 Minuten**	Die Methode zur Bearbeitung der Schlüsselfrage steht fest.	Der Moderator leitet die Auswahl an, Fallerzähler und Berater machen Vorschläge.
Beratung	Die Methode wird angewendet, die Beratenden äußern ihre Ideen. **Dauer: 10–15 Minuten**	Der Fallerzähler erhält Ideen und Anregungen.	Die Beratenden beraten entsprechend der Methode, der Sekretär schreibt mit.
Abschluss	Der Fallerzähler resümiert das Gehörte und nimmt abschließend Stellung. **Dauer: 5 Minuten**	Die kollegiale Beratung ist abgeschlossen.	Der Fallerzähler zieht Bilanz und bedankt sich, weitere Resümees werden gezogen.

◧ **Abb. 6.2**   Arbeitsblatt 2: Vorlage – Die Phasen der kollegialen Beratung nach (Tietze 2018)

Arbeitsmaterialien aus dem Buch *Kollegiale Beratung im Pflegeteam* (A. Kocks/T. Segmüller)		
Arbeitsblatt 3	**Vorlage: Eine Auswahl möglicher Methoden der kollegialen Beratung**	**Seite 1**

Vorlage: Eine Auswahl möglicher Methoden der kollegialen Beratung (Tietze 2018)

Methode	Ziel	Leitfrage
Brainstorming	Lösungsideen sammeln	Was könnte man in einer solchen Situation alles tun?
Kopfstand-Brainstorming	Ideen in die Gegenrichtung der Schlüsselfrage suchen	Wie könnte der Fallerzähler die Situation noch verschlimmern?
Gute Ratschläge	Empfehlungen für einen Lösungsweg sammeln	Welche Ratschläge habe ich für den Fallerzähler?
Resonanzrunde	Feedback in Bezug auf die Fallerzählung	Was löst die Fallerzählung bei mir als Reaktion aus?
Sharing	Bezug zu eigenen ähnlichen Erlebnissen herstellen	An welche Erfahrungen erinnert mich die Falldarstellung?
Kurze Kommentare	Stellungnahme zum Geschehen angeben	Was ist mir an den Inhalten bzw. der Art der Falldarstellung aufgefallen?
Offene Fragen	Bisher unbeantwortete und ungestellte Fragen sammeln	Welche Leitfragen könnten sich dem Fallerzähler noch stellen?
Hypothesen entwickeln	Zusammenhänge aus der Falldarstellung neu erfinden	Welche Hypothese habe ich über die Falldarstellung?
Schlüsselfrage finden	Schlüsselfrage für den Fallerzähler finden	Was könnte die Schlüsselfrage des Fallerzählers sein?

■ **Abb. 6.3**   Arbeitsblatt 3: Vorlage – Die Phasen der kollegialen Beratung nach (Tietze 2018)

Arbeitsmaterialien aus dem Buch *Kollegiale Beratung im Pflegeteam* (A. Kocks/T. Segmüller)		
Arbeitsblatt 4	**Eine Auswahl möglicher Methoden der kollegialen Beratung (Tietze 2018)**	**Seite 1**

Eine Auswahl möglicher Methoden der kollegialen Beratung (Tietze 2018)

Methode	Ziel	Leitfrage
Brainstorming	Lösungsideen sammeln	Was könnte man in einer solchen Situation alles tun?
Kopfstand-Brainstorming	Ideen in die Gegenrichtung der Schlüsselfrage suchen	Wie könnte der Fallerzähler die Situation noch verschlimmern?
Gute Ratschläge	Empfehlungen für einen Lösungsweg sammeln	Welche Ratschläge habe ich für den Fallerzähler?
Resonanzrunde	Feedback in Bezug auf die Fallerzählung	Welche Reaktionen löst die Fallerzählung bei mir aus?
Sharing	Bezug zu eigenen ähnlichen Erlebnissen herstellen	An welche Erfahrungen erinnert mich die Falldarstellung?
Kurze Kommentare	Stellungnahme zum Geschehen angeben	Was ist mir an den Inhalten bzw. der Art der Falldarstellung aufgefallen?
Offe Fragen	Bisher unbeantwortete und ungestellte Fragen sammeln	Welche Leitfragen könnten sich dem Fallerzähler noch stellen?
Hypothesen entwickeln	Zusammenhänge aus der Falldarstellung neu erfinden	Welche Hypothese habe ich über die Falldarstellung?
Schlüsselfrage finden	Schlüsselfrage für den Fallerzähler finden	Was könnte die Schlüsselfrage des Fallerzählers sein?

◘ Abb. 6.4   Arbeitsblatt 4: Eine Auswahl möglicher Methoden der kollegialen Beratung (Tietze 2018)

Arbeitsmaterialien aus dem Buch *Kollegiale Beratung im Pflegeteam* (A. Kocks/T. Segmüller)		
Arbeitsblatt 5	Strukturhilfe für die Fallschilderung	Seite 1

Strukturhilfe für die Fallschilderung

1. Orientierungsdaten (Wer, wie, was, wann, wo?)

2. Problem- bzw. Aufgabenschilderung (Was ist geschehen? Was ist die Schwierigkeit/Besonderheit? Was ist die Aufgabe/Zielsetzung?

3. Wer ist alles an der Situation/der Aufgabe/dem Problem beteiligt?

4. Seit wann besteht das Problem und wie hat es sich entwickelt bzw. bis wann ist die Aufgabe zu lösen (Verlauf)?

5. Eigene Gedanken, Reaktionen, Erklärungen oder Gefühle des Fallerzählers auf die Situation, die Aufgabe oder das Problem

6. Bisherige Lösungsversuche?

7. Beratungswunsch an die Gruppe

◘ Abb. 6.5   Arbeitsblatt 5: Strukturhilfe für die Fallschilderung

Arbeitsmaterialien aus dem Buch *Kollegiale Beratung im Pflegeteam* (A. Kocks/T. Segmüller)		
Arbeitsblatt 6	**Ein Beispiel für Arbeitsprinzipien in der kollegialen Beratung**	**Seite 1**

Ein Beispiel für Arbeitsprinzipien in der kollegialen Beratung

(nach Kopp und Vonesch 2003)

1.	**Methodendisziplin**	Konsequente Trennung von Analyse und Lösungsarbeit; klare Zieldefinition aufgrund der Analysephase
2.	**Zeitdisziplin**	Systematischer Ablauf in definierten Phasen, keine ausufernden Diskussionen und Rechtfertigungen, Information bei Abwesenheit
3.	**Rollentrennung**	Kompetente und disziplinierte Teilnehmer, die sich auf die gewählten und definierten Rollen konzentrieren
4.	**Visualisierung**	Darstellung der Ausgangslage (bildlich) als Basis für Analyse und Hypothesenbildung; Dokumentation und Bewertung der Beratung
5.	**Offenheit**	Thematisierung von Problemen und Emotionen; Interessen für neue und ungewohnte Sichtweisen, Eindrücke, Perspektivenwechsel
6	**Erfahrung und Begleitung**	Kompetente Einführung in die Methode; erfahrene Begleitung in 1–5 Fallrunden, Beratung und Konzeption
7.	**Verschwiegenheit**	Verschwiegenheit über Fallinhalte gegenüber Außenstehenden

Abb. 6.6 Arbeitsblatt 6: Ein Beispiel für Arbeitsprinzipien in der kollegialen Beratung (nach Kopp und Vonesch 2003)

Arbeitsmaterialien aus dem Buch *Kollegiale Beratung im Pflegeteam* (A. Kocks/T. Segmüller)		
Arbeitsblatt 7	**Checkliste und Fragen zur Einführung**	**Seite 1**

Checkliste und Fragen zur Einführung

Einige Aspekte die im Vorfeld der Einführung der kollegialen Beratung bedacht werden sollten:

- Sind die Vorgesetzten bzw. die Leitung über die Einführung der kollegialen Beratung informiert?
- Welche Kenntnisse und Fähigkeiten zu Grundlagen der Kommunikation sind in der Gruppe (aktives Zuhören, Feedback geben, Meta-Kommunikation etc.) vorhanden?
- Sind im Arbeitsprozess Zeitressourcen zur regelmäßigen Kollegialen Beratung bedacht?
- Bestehen innerhalb des Teams Konflikte? (Diese gehören eher in eine Supervision)
- Wie soll die kollegiale Beratung als Methode eingeführt werden?
- Wer soll in welcher Form über die Ergebnisse der Kollegialen Beratung informiert werden (Dokumentation)?
- Besteht in der Gruppe die Bereitschaft, die Leitung der kollegialen Beratung zu übernehmen (Selbständigkeit)?
- Findet eine Auftaktveranstaltung zur Einführung statt?

Abb. 6.7 Arbeitsblatt 7: Checkliste und Fragen zur Einführung

Literatur

Kopp R, Vonesch L (2003) Die Methodik der Kollegialen Fallberatung. In: Franz HW, Kopp R (Hrsg) Kollegiale Fallberatung. State of the art und organisationale Praxis. Bergisch Gladbach: Edition Humanistische Psychologie, S 53–92
Tietze KO (2018) Kollegiale Beratung – Problemlösungen gemeinsam entwickeln. 9. Aufl. Rowohlt, Reinbek

Praxisbeispiele kollegialer Beratung

Andreas Kocks, Angelika Zegelin

© Springer-Verlag GmbH Deutschland, ein Teil von Springer Nature 2019
A. Kocks, T. Segmüller (Hrsg.), *Kollegiale Beratung im Pflegeteam*
https://doi.org/10.1007/978-3-662-57789-9_7

7.1   Fallbeispiel: kollegiale Beratung im Rahmen der Qualitätsentwicklung des Hebammenkreißsaals am Universitätsklinikum Bonn

Im Rahmen der Umsetzung des hebammengeleiteten Kreißsaals am Universitätsklinikum Bonn suchten die Hebammen ein Instrument, um sich gegenseitig in diesem beratungsintensiven und noch neuen Betreuungsansatz zu unterstützen. Die Methode wurde umfangreich eingeführt und in mehreren Sitzungen auch erfolgreich umgesetzt. In der Verstetigung zeigte sich die Herausforderung der nicht regelmäßig angesetzten Beratungstermine.

Als erstes Universitätsklinikum in Deutschland hat es das Universitätsklinikum Bonn in einer achtzehnmonatigen Projektarbeit geschafft, das geburtshilfliche Angebot um das „Versorgungskonzept Hebammenkreißsaal" zu erweitern. Entsprechend einer Klinik im Maximalversorgungsbereich orientierte sich das bisherige Angebot der geburtshilflichen Abteilung primär an den Bedürfnissen von Risikoschwangerschaften bzw. komplizierten Schwangerschafts- und Geburtsverläufen. Das international etablierte und evaluierte Konzept des hebammengeleiteten Kreißsaals „midwife led units" stellt hier eine grundlegende Erweiterung dar. Es bietet gesunden Frauen mit einem zu erwartenden physiologischen Geburtsverlauf die Möglichkeit, eine selbstbestimmte Geburt in der Sicherheit eines Krankenhauses zu erleben, indem sie hier neben der klassischen Geburtsbegleitung von Arzt und Hebamme die Geburtshilfe alleine durch Hebammen in Anspruch nehmen können.

In der Projektarbeit hat sich das Hebammenteam des Kreißsaals mit Grundsätzen und Zielsetzungen des Versorgungskonzeptes auseinandergesetzt, zusätzliche Kompetenzen erworben, Kriterien entwickelt und die Hebammenschülerinnen integriert. Von zentraler Bedeutung waren u. a. die Entwicklung einer „Philosophie Hebammenkreißsaal" sowie die Wiederentdeckung der integralen Beratungskompetenz der Hebammen. In Zusammenarbeit mit dem ärztlichen Bereich wurde ein Kriterienkatalog für Ein- und Ausschlusskriterien der Betreuung im Hebammenkreißsaal entwickelt.

Schon in der Projektarbeit zeigte sich, dass der Hebammenkreißsaal den klinisch tätigen Hebammen die Möglichkeit bietet, das Originäre ihrer Hebammenarbeit wieder in den Fokus zu nehmen. Zeitgleich werden aber auch hohe Ansprüche an die Hebammenkompetenzen und -wissen gestellt. Diese gilt es im Rahmen der angestrebten Qualitätsentwicklung strukturiert in den Blick zu nehmen. Auf Wunsch der Hebammen wurde hierzu das Konzept der kollegialen Beratung eingeführt und begleitet.

- **Zielsetzung der kollegialen Beratung im Projekt Hebammenkreißsaal am UKB**

Führendes Ziel der Einführung der kollegialen Beratung im Hebammenkreißsaal war der Wunsch, berufliche Kernfragen, die sich aus der veränderten Rolle und den gestiegenen Anforderungen der Hebamme im Hebammenkreißsaal ergeben, im Team reflektieren zu können. Darüber hinaus sollte es aber auch um eine Möglichkeit gehen, konkrete fachliche Fragestellungen im Sinne der Qualitätsentwicklung zu besprechen und Lösungsmöglichkeiten zu entwickeln. Gerade hierzu sind eine strukturierte Problemlösungskompetenz und der Reflexionsfähigkeit sowie ein verbessertes Wissensmanagement innerhalb der Gruppe notwendig.

- **Vorbereitung**

Für das Teilprojekt „kollegiale Beratung im Hebammenkreißsaal" konnte Petra Seinsch aus dem Bildungszentrum des Universitätsklinikum Bonn als Expertin gewonnen werden. Neben ihren Tätigkeitsschwerpunkten im Kontext von Beratung und Supervision hatte sie bereits eigene praktische wie auch theoretische Erfahrungen in kollegialer Beratung erwerben können (Seinsch 2007).

Auf einem Vorbereitungstreffen wurde das Konzept mit seinen Inhalten bezüglich Zielen, Möglichkeiten, Grenzen und Vorgehen dem Projektleitungsteam Hebammenkreißsaal vorgestellt. Im August folgten dann zwei jeweils einstündige Einführungen für das gesamte Hebammenteam. Es wurden Gruppen zur kollegialen Beratung gebildet und Beratungstermine vereinbart. Im Vorfeld der Treffen stand es allen Gruppenmitgliedern frei, Themen einzureichen. Ansonsten wurden an den Treffen selbst in einer kurzen einführenden Runde die zu bearbeitenden Themen festgelegt. Die ersten Treffen wurden von Seinsch als Expertin begleitet mit dem Ziel, die Methodenkompetenz kollegiale Beratung zu stärken.

- **Durchführung**

Innerhalb von 12 Monaten wurden im Abstand von 8 bis 6 Wochen 6-mal 2-stündige kollegiale Beratungen durchgeführt.

7.1.1　Kollegiale Beratung im Hebammenkreißsaal

- **Ausgangslage der Fallerzählerin**

Die Fallerzählerin beschreibt einen Fall, der sie als Hebamme im Rahmen des Hebammenkreißsaals sehr beschäftigt hat. Hierzu gibt sie in knapper Form folgende Informationen zur Ausgangslage und zum Hintergrund ihrer Fragestellung:

Die Gebärende ist 46 Jahre alt, 38 plus 0 SSW und hat bereits 3 Kinder. Kind 1 ist als Autistin geboren, Kind 2 war eine Hausgeburt, Kind 3 wurde im Krankenhaus geboren. Alle drei Kinder sind weiblich, nach Angaben der Mutter waren die

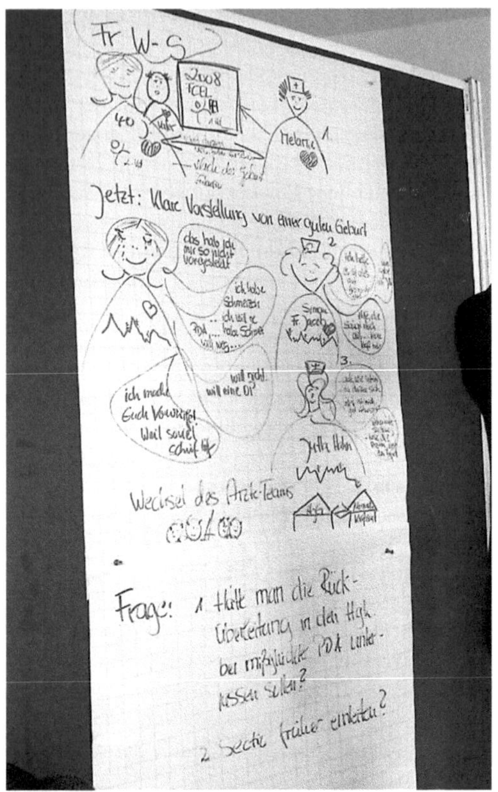

◘ Abb. 7.1   Fallvisualisierung Hebammenkreißsaal

Geburten bei Kind 2 und 3 schön. Die jetzt anstehende 4. Geburt soll im Betreuungskonzept Hebammenkreißsaal geboren werden. Die Fallerzählerin berichtet, wie die Mutter sich mit einem vorzeitigen Blasensprung im Kreißsaal vorstellt, sie jedoch keine geburtsförderlichen Maßnahmen wünscht, sondern sich lieber hinlegen möchte (◘ Abb. 7.1).

▪ Problembeschreibung der Fallerzählerin

Die Gebärende kooperiert nicht, sie verhält sich so, als sei alles für sie eine Zumutung und sie zeigt kein Interesse am Kind. Beschriebene Äußerungen und Verhaltensmerkmale der Frau: „Ich will kein Kind kriegen". Sie nimmt das Kind auch nach der Geburt nicht an, der Name des Kindes ist ihr egal. Die Fallerzählerin berichtet, dass sie insgesamt keinen Zugang zu der Frau gefunden habe und dass der Kontakt für sie sehr anstrengend war.

■ Bisherige Problemlösungen der Fallerzählerin

Die Fallerzählerin erzählt auch von ihren Versuchen, ihr Problem direkt zu lösen, wie zum Beispiel weitere Gesprächsangebote an die Frau, positive Ansprache, Motivation oder auch Homöopathie. Leider waren diese Angebote aus ihrer Sicht jedoch alle erfolglos geblieben.

■ Gefühle der Fallerzählerin

„Ich war total genervt und sauer auf die Frau, habe keine Beziehung zu ihr aufbauen können und das Kind hat mir leidgetan."

■ Fragestellung der Fallerzählerin

„Wie kann ich mit solchen Situationen besser umgehen? Was hätte ich anders machen sollen?"

■ Beraterinnen spiegeln ihre Gefühle und assoziieren

- „Ich habe Ärger und Wut auf die Frau, mir war ganz flau im Magen beim Erzählen, ich bin sauer auf die Mutter und ich frage mich, warum sie so passiv war?"
- „Was für ein Unglück für die Mutter, wie schrecklich und wie ausweglos für sie. Ich spüre Mitleid mit dem Paar."
- „Ich spüre Mitleid mit dem Kind, das abgelehnt wird, ich habe Angst um das Kind, das arme kleine Würmchen. Ich bin erleichtert, dass der Papa das Kind genommen hat."
- „Die Mama hat schon die 3 Kinder, das Baby tut mir leid. Unter welchen Umständen ist das Kind entstanden? Habe unterschwellige Aggressionen gespürt und Hilflosigkeit. Habe mich als zweite Hebamme in der Situation nicht wohlgefühlt."
- „Ich frage mich, was die Frau hier will? Es gibt doch jetzt kein Zurück mehr."

■ Hypothesen der Beraterinnen

- „Ich frage mich, ob hier eine Gewaltsituation vorliegt, habe auch an eine psychische Erkrankung gedacht."
- „Es könnte auch ein Versöhnungskind sein, vielleicht wurde die Frau dazu überredet."
- „Sie könnte auch in den Wechseljahren sein und hat ihren Körper nicht mehr richtig wahrgenommen."
- „Das behinderte Kind zieht vielleicht viel Energie."

- **Die Beraterinnen formulieren ihre Lösungsvorschläge**
  - „Wir sind verpflichtet zu helfen."
  - „Ich würde wie du handeln, immer in der Verantwortung für das Kind."
  - „Ich hätte die Frau gelassen, hätte nicht so sehr die Verbindung zu ihr gesucht."
  - „Hätte mehr akzeptiert, dass sie jetzt in der Situation so sein darf. Manchmal ist weniger mehr."
  - „Man muss akzeptieren, dass nicht jede Geburt im Hebammenkreißsaal harmonisch verlaufen muss."

- **Die Fallerzählerin formuliert ihr Beratungsergebnis**

Ich weiß jetzt, dass ich meine Sachen generell gut mache, aber mehr Feinfühligkeit und Akzeptanz gegenüber den Frauen und Abgrenzung für mich entwickeln muss. Es muss nicht immer harmonisch sein. Ich darf mich gefühlsmäßig rausnehmen.

- **Metakommunikation und Rückmeldung der Beraterinnen**

Im Anschluss an die Beratungssequenz geben die Beraterinnen kurz Rückmeldung, wie sie den Beratungsprozess empfunden haben:
  - „Ich nehme viel mit, hätte das so nicht erwartet."
  - „Interessant, wie andere ihre Probleme verarbeiten."
  - „Ich habe gelernt, die Frauen in ihrer Situation zu respektieren."
  - „Schwierig, wenn man als Beteiligte im Beraterinnenkreis sitzt, das hat mich gestresst."
  - „Man hat oft so ein Ideal im Kopf, werde dann sauer, wenn es nicht so gewollt ist."

Die Ergebnisse der kollegialen Beratung werden in einem knappen Protokoll zusammengefasst und den anderen Hebammen im Team zur Verfügung gestellt. Auf dem nächsten Treffen wurde dieser Fall noch einmal kurz thematisiert, um zu reflektieren, ob es noch ergänzende Gedanken oder neue Veränderungen hierzu gab.

7.2 Fallbeispiel: Kollegiale Beratung im Rahmen der Teamsitzung Regionalbüro Essen der COMPASS Privaten Pflegeberatung

Susanne Vollmer

Zur Qualitätssicherung der telefonischen Pflegeberatung setzt das COMPASS-Team kollegiale Beratung regelmäßig um.

COMPASS hat seit 2009 eine zentrale telefonische Pflegeberatung mit qualifizierten Pflegefachkräften sowie ein deutschlandweites Netz von Pflegeberatenden etabliert. Die kostenfreie Servicenummer steht allen Ratsuchenden als niedrigschwelliges Beratungsangebot offen.

Hintergrund des Beratungsangebots von COMPASS ist § 7a SGB XI und die dort vom Gesetzgeber getroffenen Regelungen zum Angebot einer umfassenden Pflegeberatung – unabhängig und neutral. Der Verband der Privaten Krankenversicherung und seine Mitgliedsunternehmen haben für diese Aufgabe COMPASS gegründet. Die Pflegeberatenden sind bundesweit tätig und haben ein Home Office.

In der Pflegeberatung stehen die Gespräche mit den Klienten im Mittelpunkt. Die Pflegeberatenden führen die Klientengespräche in der Regel alleine. Umso wichtiger ist die Möglichkeit des regelmäßigen kollegialen Austauschs im Team, um gemeinsam Lösungsvorschläge zu unterschiedlichen Fragestellungen der Beratungstätigkeit zu entwickeln.

Die Teams führen in ihren regelmäßig stattfindenden Besprechungen auch ein bis zwei kollegiale Beratungen durch. Hier hat sich ein fester Ablauf etabliert. Zu Anfang werden die unterschiedlichen Rollen – Fallerzähler, Moderation und Protokollant – festgelegt. Die Wortbeiträge werden auf einem Flipchart festgehalten. Es können auch Bilder und Symbole verwendet werden.

- **Durchführung**
1. Situationsbeschreibung/Frage (5 min)
2. Assoziieren – Bilder/Worte/spontane Gedanken – Brainstorming (5–10 min).
3. Differenzieren (5–10 min)

Nach dem Differenzieren (Verständigungsfragen) wird der Fallerzähler gefragt, ob die Ausgangsfrage noch so stehen bleibt oder etwas verändert wird.
1. Lösungsvorschläge (5–10 min)
2. Entscheidungsfindung (5–10 min)
3. Abschlussrunde (5–10 min)

Die Fallerzähler (s. o.) gehen sehr unterschiedlich bei der Entscheidungsfindung vor. Einzelne sprechen alle Vorschläge durch und markieren sie mit Plus- oder Minus-Zeichen, andere erläutern allgemein ihren Mehrwert und/oder ziehen ihre Rückschlüsse für sich.

Zum Abschluss hat jeder Teilnehmer noch einmal die Gelegenheit, die kollegiale Beratung für die eigene Tätigkeit zu reflektieren.

Die durchgeführten kollegialen Beratungen werden von allen Teammitgliedern als sehr positiv erlebt. Die Pflegeberatenden schätzen insbesondere die unterschiedlichen Sichtweisen und den fachlichen, vertrauensvollen Austausch.

7.2.1 Beispiel

Der Klient mit einer demenziellen Erkrankung hat die Pflegestufe 2 und ist seit einem Jahr in einer stationären Einrichtung. Es besteht ein regelmäßiger Kontakt zwischen der Beraterin und der Ehefrau/Betreuerin. Auch ein Kontakt zwischen Pflegedienstleitung und Beraterin hat stattgefunden. Die Beratung umfasst bereits einen längeren Zeitraum.

Die Pflegeeinrichtung empfiehlt aktuell eine Höherstufung, eine Begutachtung hat bereits stattgefunden. Das Ergebnis ist, dass der zeitliche Aufwand für Pflegestufe 3 nicht ausreichend ist. Die Stationsleitung des Heims hat gegen die Begutachtung Einspruch eingelegt und vorab die Ehefrau informiert. Das Versicherungsunternehmen, bei dem der Klient kranken- und pflegeversichert ist, hat einen schriftlichen Einspruch seitens der Ehefrau eingefordert. Die Stationsleitung ist darüber jedoch nicht informiert. Aktuell liegt dem Versicherungsunternehmen noch kein gültiger Einspruch vor.

- **Fallvisualisierung kollegiale Beratung in der telefonischen Pflegeberatung COSMOS**

Der Klient sollte einen Katheter (SPF-K) bekommen. Der vereinbarte Termin wurde jedoch nicht eingehalten. Die Ehefrau vermutet dahinter die Absicht seitens des Pflegeheims, um eine Höherstufung zu erreichen. Sie fühlt sich einerseits von der Stationsleitung der stationären Einrichtung zum Widerspruch gedrängt und andererseits aufgrund unterschiedlicher Aussagen des Pflegepersonals zum zeitlichen Pflegeaufwand verunsichert.

In dieser Situation bittet die Ehefrau die Pflegeberaterin, Kontakt zu den Pflegekräften im Heim aufzunehmen.

- **Frage der Pflegeberaterin an das Team**

„Wie vermeide ich es, in einen Interessenskonflikt verwickelt zu werden und wie kann ich dennoch die Interessen meiner Klienten vertreten?"

- **Assoziation**

In der ersten Runde werden alle Gedanken aus dem Team fixiert. Die Protokollantin notiert:

- Erpressung
- Professionalität
- Grummeln im Bauch
- Riesendruck
- Ausgeliefertsein
- Pflegestufe 3 gleich bessere Pflege?
- Vermehrte Pflege gleich Konfrontation

- Nur das Geld zählt
- Betroffenheit
- Sachlage
- Befangenheit
- Was ist der beste Weg?
- Wo bleibt der Mensch?

▪ Differenzieren

Die Differenzierungs- und Verständigungsfragen zielen zunächst auf den Kontakt zwischen der Pflegedienstleitung und der Pflegeberaterin ab. Vor rund einem Jahr war der Kontakt positiv. Auch die Begründung der Pflegedienstleitung für einen Höherstufungsantrag klingt für die Pflegeberaterin schlüssig. Hinzu kommen Vertiefungsfragen zur Höherstufung und dem Pflegebedarf: Die Ehefrau kennt den Prüfbericht des medizinischen Dienstes und sie möchte keine Höherstufung.

Sie ist vielmehr froh, dass ihr Mann nicht Pflegestufe 3 erhalten hat. Sie äußert kein Interesse, das Pflegegutachten und die Pflegedokumentation abzugleichen. Die Inkontinenz wird zurzeit mit Inkontinenzmaterialien versorgt. Ob die Pflegefachkräfte im Heim regelmäßige Toilettengänge anbieten, weiß die Ehefrau nicht. Der Ehemann sitzt im Rollstuhl, wobei die Indikation nicht klar ist.

Die Frage der Kollegin an das Team bleibt auch nach den Verständnisfragen bestehen.

▪ Fallvisualisierung kollegiale Beratung in der telefonischen Pflegeberatung COSMOS 2

Lösungsvorschläge   Das Team rät, die Pflegedokumentation einzusehen, um den tatsächlichen Pflegebedarf besser einschätzen zu können. Zudem sollte die Kollegin sich erkundigen, inwieweit das Heim aktivierende Pflege leistet. Auf dieser Grundlage könnte die Ehefrau entscheiden, ob sie gegen das Gutachten Einspruch einlegt. Nach einem Gespräch mit der Klientin sollte die Pflegeberaterin eine Fallbesprechung mit der Pflegedienstleitung, den Mitarbeitern der Einrichtung sowie der Ehefrau vorschlagen. Dies gibt der Ehefrau die Möglichkeit, Fragen zu stellen. Die Pflegeberaterin übernimmt dabei eine vermittelnde und moderierende Aufgabe und kann dabei auch die Ängste und Gefühle der Ehefrau thematisieren. Zudem sollte die Pflegeberaterin mit der Klientin auch die Frage des Katheters besprechen und auch aufzeigen, dass die Situation für den Ehemann möglicherweise ohne Katheter besser ist.

Die Fallerzählerin formuliert ihr Beratungsergebnis   Die Pflegeberaterin, die das Beispiel eingebracht hat, geht alle Vorschläge einzeln durch und markiert diese für sich mit Plus- und Minus-Zeichen. Sie bedankt sich für die Impulse und möchte die Beratung im Sinne des Case-Managements weiter führen.

Situation (Flipchartanschrieb)

Langer Beratungszyklus

Klient:

- *Demenz*
- *seit 1 Jahr stat. Altenpflege*
- *PST II*

Regelm. Kontakt zu Ehefrau (Betreuerin)

Höherstufung v. Heim gewünscht

Kontakt PB-PPDL

Begutachtung gelaufen 34 min zu PST III fehlen

Stationsltg./Heim hat Einspruch eingelegt (vorher telef. Info an Ehefrau)

Debeka verlangt Einspruch von Ehefrau

Heim weiß von dem Kontakt

Klient soll SPK bekommen: geplanter Termin hat stattgefunden

(Vermutlich hat Heim Termin abgesagt, a dann keine PST III mehr erreicht werden kann)

Lösungen (Flipchart-Anschrieb)

- *Pflegedokumentation ansehen: Wie hoch ist Pflegebedarf?*
- *Gespräch mit Ehefrau: Erklärung der Pflegeaufwände*

(+) Heim befragen: inwieweit wird aktivierende Pflege geleistet? Darauf Einspruch (nicht) begründen

(+) Fallbesprechung

- *Gemeinsames Gespräch zwischen PB, Klientin, Heim (Inhalte s. o. – Transparenz über Pflege)*
- *Klientin Möglichkeit geben, Fragen zu stellen*
- *PB als Vermittler*
- *Ängste/Gefühle der Ehefrau thematisieren*

(+) Erklären, dass Katheter besser ist

(+) Erst Gespräch mit Heim

- *(+) Info über Wunsch einer Fallbesprechung (unklar: in wieweit spreche ich die „Lügerei" an?)*
- *Fragen, ob Heim in Studie (Bettlägerigkeit) aufgenommen werden wollte.*

7.3 Fallbeispiel: Mangelndes Bewusstsein für Praxisanleitung

Angelika Zegelin

Dieses Fallbeispiel beschreibt die Umsetzung der kollegialen Beratung zur Qualitätssicherung von Praxisanleitungen.

■ Ausgangslage der Fallerzählerin

Praxisanleiterin Sarah beschreibt frustriert, dass bei ihrer Abwesenheit (freie Tage, Urlaub, Krankheit) niemand aus dem Team die Anleitungsaufgabe übernimmt. Es finden für Lernende keine Anleitungen statt, Schüler/Studierende werden kaum an die Hand genommen und niemand dokumentiert den Ausbildungsverlauf. Tritt die Praxisanleiterin ihren Dienst wieder an, ist es ihr kaum möglich, ein erfolgreiches Anleitungskonzept in der verbleibenden Zeit umzusetzen. Ebenso ist das Ausfüllen eines Beurteilungsbogens mangels Eintragungen der Kollegen nur schwer möglich.

■ Hintergrundinformation

Praxisanleiterin Sarah hat als Einzige im Team die Weiterbildung zur Praxisanleitung abgeschlossen. Die Teamleitung kommt ihrer Führungsaufgabe nur eingeschränkt nach. Alle Teammitglieder erlebten in ihrer eigenen Pflegeausbildung kein dediziertes Anleitungskonzept, d. h. sie mussten selbst als Schüler/in mit „ihren Augen stehlen".

■ Problembeschreibung

Pflegefachfrau Sarah verteidigt ein professionelles Anleitungskonzept und fordert es ein. Nachwuchsförderung ist ihr wichtig, die Schüler sollen ein gutes Berufsverständnis entwickeln. Sie erlebt keine Rückendeckung im Team.

Derweilen kritisieren einige Teammitglieder, dass Sarah einen zu großen Aufwand für die Anleitung betreiben würde und die „Arbeit dann liegenbleibt". Sie nennen Beispiele, dass Sarah immer in einem ruhigen Raum Vor- und Nachgespräche durchführe, dabei trinken sie Kaffee etc. Die Kollegen klagen, dass sie sich abrackern, und Sarah mit ihrer Schülerin seelenruhig miteinander tratschen.

■ Bisherigen Problemlösungen der Fallerzählerin

Durch die Erzählung und geeignete Nachfragen erkennt die Fallerzählerin, dass zwei diametrale Auffassungen von Anleitung existieren: einfaches Mitlaufen oder fundierte Ausbildung. Sarah möchte dem Team die Vorteile einer guten Anleitung nahe bringen – dieses Vorgehen wird überall gefordert und ist auch vielfach umgesetzt.

- **Gefühle der Fallerzählerin**

Sarah erlebt Frustration, sie ist enttäuscht von den Kolleginnen, wünscht sich Unterstützung und Fürsprache auch und besonders von der Leitung. Auch die Schule drängt wenig auf Umsetzung. Die Schülerinnen selbst orientieren sich an Sarah, sind aber in einer schwierigen „Sandwich-Position". Sarah fühlt sich als Außenseiterin.

- **Fragestellung für die kollegiale Beratung**

„Wie gelingt mir eine Bewusstseinsänderung in meinem Team?"

- **Methode**

Kopfstandübung (das Gegenteil fokussieren)

- **Notizen aus dem Beratungsprozess (Gespräch der BeraterInnen untereinander)**

Beraterinnen spiegeln Gefühle und stellen Hypothesen auf.

Durch Kopfstandübung (das Gegenteil fokussieren) erfragen Sie bei Sarah, was passieren müsste, damit noch weniger Anleitung läuft: noch weniger Zeitressourcen und weitere Ignoranz der Teamleitung.

Die Beraterinnen überlegen, ob nicht über die Schülerinnen Forderungen an die anderen Teammitglieder gestellt werden können. Immerhin zeigen sie Sarah ja Anerkennung und Dankbarkeit für ihren Einsatz.

- **Die Berater formulieren Lösungsvorschläge**
  - Schule mehr auf Praxisanleitung (PA) drängen
  - Eine Verbündete im Team suchen, evtl. zweite Anleiterin weiterbilden lassen
  - Kurzfortbildung zur PA auf der nächsten Stationsbesprechung machen
  - Kolleginnen bei Anleitungssituationen hospitieren lassen
  - Plan erstellen, wer sich bei Abwesenheit von Sarah um was in der PA kümmert
  - Brief einer Schülerin nach einer guten PA anregen und vorlesen
  - Zwei Schülerinnen zum gleichen Thema unterschiedlich anleiten und das Ergebnis im Team präsentieren. Im ersten Fall läuft die Auszubildende nur mit (wie üblich), im zweiten Fall ergeht eine gezielte Anleitung.

- **Die Fallerzählerin formuliert ihr Beratungsergebnis**

Sarah freut sich über alle Anregungen, besonders die letzte Idee möchte sie favorisieren und die zweite Schülerin begleiten mit Lernzielabsprache, mentalem Training, zusätzlichen Beobachtungsschwerpunkten, Verhaltensabsprachen etc. Zum Schluss soll dann ein Reflexionsgespräch stattfinden und alles in einer Teamsitzung präsentiert werden.

- **Meta-Kommunikation**

Alle sind zufrieden mit der kollegialen Beratung, das Flipchart wird fotografiert

> **Bewusstsein für Praxisanleitung: Lösungsideen (Flipchart-Anschrieb)**
>
> - *Schule mehr auf Praxisanleitung drängen*
>
> + *Verbündete im Team suchen, zweite Anleiterin weiterbilden lassen*
>
> - *Kurzfortbildung zu Praxisanleitung auf Station*
>
> O *Hospitation der Kollegen bei P-Anleitung*
>
> + *Plan erstellen, wer sich kümmert, wenn Sarah nicht da ist*
>
> + *Brief einer Schülerin nach guter P-Anleitung anregen und vorlesen*
>
> ++ *Zwei Schüleranleitungen im Vergleich durchführen: 1. Mit gezielter Anleitung,*
>
> *2. Ohne gezielte Anleitung (nur Mitlaufen)*

Die Autorin dankt German Quernheim für den Impuls.

7.4 Fallbeispiel: Optimierung der Vor- und Nachbereitung in der Endoskopie

Angelika Zegelin

Dieses Beispiel schildert die Dokumentation einer kollegialen Beratung in einem Team der Funktionsabteilung Endoskopie mit einer sehr konkreten Fragestellung zur Verbesserung der Vor- und Nachbereitung.

- **Ausgangslage der Fallerzählerin:**

Die Fallerzählerin ist verärgert. Bei einer Untersuchung war das erforderliche Material lückenhaft vorbereitet. Diese Situation kommt leider häufiger im Arbeitsablauf vor.

- **Hintergrundinformation**

Die Arbeitsbereiche werden täglich gewechselt. Nach dem abgearbeiteten Untersuchungsplan sollte jeder Mitarbeiter den Raum gereinigt verlassen und alle verbrauchten Materialien ersetzen oder evtl. nachbestellen. Die diensthabende Pflegeperson prüft vor den Untersuchungen, je nach Zeitdruck, den aktuellen Bestand.

- **Problembeschreibung**

Bei einer koloskopischen Vorsorgeuntersuchung werden größere Polypen festgestellt, diese müssen abgetragen werden. Der Patient hat eine Kurznarkose. Eine Endoskopie-Fachkraft kümmert sich um den Patienten, eine zweite muss wegen der Abtragung dazu geholt werden. Die zweite Pflegeperson bereitet den Patienten für die Abtragung vor. Sie will eine Neutralelektrode anbringen, aber das Päckchen ist leer. Es muss etwas Neues aus dem Vorrat geholt werden, nach einer kurzen Unterbrechung kann es weitergehen.

Der Polyp ist abgetragen, fängt aber an zu bluten. Es muss eine blutstillende Maßnahme eingeleitet werden. Dazu benötigt man eine aufgearbeitete Clipzange. Es ist eine vorhanden, die funktioniert aber nicht, eine neue Clipzange muss aus einem anderen Untersuchungsraum geholt werden. Der untersuchende Arzt und die Endoskopiefachkräfte sind über die Verzögerungen aufgebracht. Der Patient musste länger in der Kurznarkose bleiben, das Programm verzögert sich.

■ **Bisherige Problemlösung der Fallerzählerin**

Die verantwortliche Kollegin wünscht erneute Gespräche mit dem Team und der Gruppenleitung. Mehr Zeit bei Vorbereitung des Arbeitsraums sowie genaueres Prüfen sollen vorgesehen werden.

■ **Gefühle der Fallerzählerin**

Sie ist sehr verärgert über die Situation, sie ist vom Untersucher beschimpft worden. Die Arbeitsatmosphäre ist gestört.

■ **Fragestellung für die kollegiale Beratung**

Exakte Vor- und Nachbereitung in der Endoskopie – wie kann das erreicht werden?

■ **Gefühle und Hypothesen der Beraterinnen**

Die Situation ist bekannt, alle können die Beschämung nachvollziehen. Allerdings wird auch eingeworfen, dass hoher Zeit- und Arbeitsdruck die Fehler provoziert. Die Aufbereitung geschieht oft in unbezahlter Mehrarbeit.

■ **Methode**

Brainstorming der Beratenden.

■ **Notizen aus dem Beratungsprozess (Gespräch der Berater untereinander, Hypothesen und Fragen)**

Die Beratenden teilen die Erfahrung der Fallerzählerin und sprechen eigene ähnliche Erfahrungen an. Im Brainstorming werden eigene positive wie negative Erfahrungen sowie neue mögliche Lösungsmöglichkeiten assoziiert.

■ **Die Berater formulieren Lösungsvorschläge**

1. Gespräche im Arbeitsteam, möglichst zusammen mit Medizinern
2. Listen/Tabellen über den Bestand erstellen (Abhaken)
3. Kurze Fehlerprotokolle erstellen und auswerten

4. Endoskopieleitung sollte gute Abläufe loben
5. Eingabe an Leitungsebenen/Mitarbeitervertretung, dass die Zeittaktung zu dicht ist

- **Die Fallerzählerin formuliert ihr Beratungsergebnis**

Vorschläge 1 und 3 werden favorisiert, auf der nächsten Teamsitzung soll das Problem erneut angesprochen werden. Bestandslisten gibt es bereits, sie werden aber oberflächlich ausgefüllt, meistens ist keine Zeit zur Prüfung von Geräten. Fehlerprotokolle gibt es bisher nicht, dafür soll ein Whiteboard genutzt werden.

- **Meta-Kommunikation**

Die Besprechung wurde protokolliert, der Austausch als anregend und wichtig empfunden.

> **Lösungsvorschläge – Endoskopie (Flipchartanschrieb)**
> + *Gespräch im Arbeitsteam (mit Ärzten)*
> O *Listen/Tabellen über Bestand erstellen: abhaken*
> + *Kurze Fehlerprotokolle erstellen und antworten*
> O *Leitung sollte gute Abläufe loben.*
> - *Info an Leitung/MU: zu enge Zeittaktung*

Die Autorin dankt Dorothea Hochner, Endoskopie-Fachkrankenschwester.

7.5 Fallbeispiel: Kollegiale Beratung im Stationsleiterkreis im Krankenhaus

Angelika Zegelin

Dokumentation einer kollegialen Beratung auf Stationsleitungsebene zur Herausforderung wie Visitenzeiten auf einer interdisziplinären Station verbessert werden können.

- **Ausgangslage der Fallerzählerin**

Frau Schmidt hat um die Beratung gebeten, sie leitet eine Station mit 40 Betten. Seit Langem ist es für das Pflegeteam ein Ärgernis, dass die zuständigen Ärzte unterschiedlicher Disziplinen unangemeldet und plötzlich zur Visite erscheinen. Hinzu kommen Oberarzt- und Chefarztvisiten. Zahlreiche Gespräche haben bisher nicht gefruchtet.

■ Hintergrund

In den letzten Jahren sind Krankenstationen interdisziplinär „belegt" worden. Die medizinischen Fachbereiche arbeiten dabei nach unterschiedlichen Logiken, eine Verständigung der Ärzte untereinander findet kaum statt. Die Pflegearbeit auf der Station wird durch die Visite immer wieder unterbrochen – wie überall herrscht auch hier in der Pflege Zeitmangel, oft bleiben wichtige Tätigkeiten liegen. Andererseits legen die Mediziner Wert auf die Begleitung durch die Pflege.

■ Problembeschreibung

Frau Schmidt und auch andere Pflegende haben immer wieder angemerkt, dass es so nicht weitergeht – es gab immer wieder Verständnis, aber geändert hat sich nichts. Über ein paar Wochen wurde dann probeweise keine Visite mehr begleitet. Dies ging gar nicht, der jeweilige Informationsstand war höchst unterschiedlich, es gab Fehler und Versäumnisse, ärztliche Anordnungen waren unvollständig oder nicht lesbar. Die Visitenbegleitung zieht viel Zeit aus der Pflege ab – zumal die Ärzte sich beim Pflegepersonal über aktuell „verschobene" Bettenbelegungen beklagen.

■ Bisherige Problemlösung der Fallerzählerin

Frau Schmidt wünscht ein Gespräch auf höchster Ebene, eine Dienstvereinbarung und ein Verfahren, damit Verstöße auch Konsequenzen haben.

■ Gefühle der Fallerzählerin

Frau Schmidt ist verärgert, sie fühlt sich am Ende. Ihre Mitarbeiterinnen setzen sie unter Druck endlich eine Lösung herbeizuführen.

■ Fragestellung für die kollegiale Beratung

„Wie bekomme ich tragbare Vereinbarungen, an die sich alle bezüglich der Visite halten, zustande?

■ Methode

Brainstorming

■ Notizen aus dem Beratungsprozess

(Gespräch der Berater untereinander, Hypothesen und Fragen)
Alle Stationsleitungen nicken, ihnen ist das Problem gut bekannt, auch ihre Bemühungen sind gescheitert (es ist das erste Mal, dass in der Runde darüber gesprochen wird). Es wird ausgesagt, dass die Visiten der Stationsärzte oft viel zu lange dauern, weil die Mediziner auch andere Tätigkeiten während der Visite durchführen: Aufklärungsgespräche, Untersuchungen, Befundübermittlungen – zum Teil mehr als 10 Minuten pro Patient. Besonders die Assistenten sind nicht eingearbeitet. Überhaupt scheinen Unklarheiten über das Berufsbild Pflege zu

bestehen. Manche Ärzte glauben, dass die Sekretariatstätigkeit für sie zu den wichtigsten Aufgaben der Pflege gehört. Sie sind erstaunt, dass die Pflege noch andere Aufgaben hat, außer ihre Anordnungen schriftlich festzuhalten.

- **Die Berater formulieren Lösungsvorschläge**
  - Visiten-Standard entwickeln, unterteilt nach Assistenz-, Ober- und Chefarztvisiten (Zeiten, Teilnehmer, Inhalte einer Visite, Ablaufbeschreibung)
  - Assistenzarzt-Visiten nicht mehr pflegerisch begleiten; Anordnungen soll der Mediziner schriftlich dokumentieren (Formular vorlegen)
  - Zeitkorridore zusammen mit den leitenden Ärzten der Abteilungen festlegen
  - Geschäftsführung bitten, entsprechende Zielvereinbarungen mit den Chefärzten zu treffen
  - Recherche: Pflegestellen-Zeiten für Visiten? Vorschlag in der PPR früher: Chir. 1,5 min/Pat; Int. 3 min/Pat)
  - Anleitungskonzept für Assistenzärzte anregen: systematische Vorbereitung auf Visitentätigkeit
  - Monatliche kurze Fachbereichsgespräche (PD, Pflegende, ÄD) in denen nicht über Patienten, sondern über interne Prozesse diskutiert wird
  - Kurzpräsentation über Kernaufgaben der Pflege für die Ärzte vorbereiten

- **Die Fallerzählerin formuliert ihr Beratungsergebnis**

Frau Schmidt ist angetan über die vielen Vorschläge, am liebsten soll alles gleichzeitig angegangen werden.

- **Meta-Kommunikation**

Alle sind begeistert über die rege Sitzung, bisher war es schwierig, über Tagesprobleme zu reden. Nun soll dies häufiger geschehen. In einem Protokoll/Aufgabenplan wird festgehalten, wer welche Aktivität vorbereitet.

7.6 Fallbeispiel: Palliativstation im Krankenhaus

Angelika Zegelin

Dokumentation einer kollegialen Beratung auf einer Palliativstation zur Auseinandersetzung mit Angehörigen mit der Fragestellung, wie die Fallerzählerin sich in solchen Konfliktsituationen besser verhalten kann.

- **Ausgangslage der Fallerzählerin**

Die Fallerzählerin beschreibt einen konflikthaften Tag mit den Angehörigen einer todkranken Patientin, die Familie kommt täglich ins Krankenhaus. Die Auseinandersetzung zwischen Ehemann und Tochter der Patientin schwelt seit Tagen, an einem Tag eskaliert die Situation in lautstarkem Streit vor der Zimmertür, die Krankenpflegerin hat viele Stunden ihrer Arbeitszeit hier investiert (übrigens: kein Wort davon fand sich in der Pflegedokumentation).

■ Hintergrundinformation

Frau Schmidt (69 Jahre) leidet an metastasierendem Brustkrebs, die erste Operation liegt sechs Jahre zurück, Bestrahlung und Chemotherapie folgten. Nach zeitweiser Remission traten Rückfälle, Knochen-, Lungen- und Lebermetastasen auf. Die letzte Chemotherapie erfolgte vor einem halben Jahr. Inzwischen lehnt die Patientin weitere Therapien ab. Sie kommt von Zeit zu Zeit zur Einstellung der Schmerztherapie. Frau Schmidt ist gut ansprechbar, aber müde und schwach, sie schläft viel und isst kaum noch etwas. Ihr ist häufig übel und sie leidet unter Atemnot, erhält Sauerstoff. In den letzten Tagen ist sie nicht mehr aufgestanden, sie bekommt Infusionen und trägt einen Blasenkatheter. Ihre letzten Tage scheinen angebrochen.

■ Problembeschreibung

Die Tochter drängt darauf, dass ihre Mutter zu Hause sterben soll und wünscht die Entlassung. Sie hat sich informiert über spezielle Pflegedienste und wäre auch bereit, stundenweise vor Ort zu sein.

Der Ehemann fürchtet sich vor der Situation und meint, das wäre daheim nicht zu schaffen, vor allem auch, weil der Zeithorizont unklar wäre und der Hausarzt keine Besuche mache.

Die Fallerzählerin berichtet, dass die Patientin selbst ihre Meinung wechselt, je nachdem, ob sie mit Tochter oder Ehemann gesprochen hat.

■ Bisherige Problemlösungen der Fallerzählerin

Die Krankenpflegerin hat eine Entlassung auf Probe vorgeschlagen, man könne die Lage daheim ausprobieren. Wenn es Schwierigkeiten gäbe, könne Frau Schmidt wieder aufgenommen werden.

Herr Schmidt wehrt sich dagegen, er denkt, wenn die todkranke Ehefrau erstmal daheim ist, gibt es keine Möglichkeit zurück. Es ist auch unklar, ob dann ein Bett frei ist.

■ Gefühle der Fallerzählerin

Die Krankenpflegerin fühlt sich „total erschöpft und genervt", tagelang hat sie zu vermitteln versucht. Letztlich ist die Patientin 10 Tage später in der Klinik verstorben, ohne noch einmal nach Hause zu kommen. Die Tochter war darüber sehr traurig und enttäuscht.

▪ Fragestellung für die kollegiale Beratung

„Wie kann ich mich in solchen Situationen künftig besser verhalten?"

▪ Notizen aus dem Beratungsprozess

(Gespräch der Berater untereinander, Beraterinnen spiegeln Gefühle und stellen Hypothesen auf)

„Ich wäre auch total fertig gewesen, angesichts der Bedeutung und Unlösbarkeit."

„Es ist auch unwürdig der Patientin gegenüber."

„Mir fällt eine ähnliche Situation ein."

„Vielleicht gab es schon lange ein Vater-Tochter-Konflikt, der in dieser Situation gipfelte."

„Möglicherweise hatte der Ehemann auch (unbegründete) Ängste."

▪ Die Berater formulieren Lösungsvorschläge

- Ein Einzelgespräch mit dem Ehemann, um die speziellen Sorgen kennenzulernen.
- Das Angebot, jederzeit eine Klinikaufnahme anzubieten (evtl. vorübergehend auch auf anderer Station).
- Hinzuziehen von anderen Konfliktschlichtern (z. B. Klinik-Seelsorger)
- Stunden- oder tageweiser Aufenthalt der Patientin daheim (auf Selbstkosten)
- Hilfe daheim durch weitere Familienmitglieder

▪ Die Fallerzählerin formuliert ihr Beratungsergebnis

„In dieser Zeit habe ich die Situation allein ertragen und konnte mir keine Hilfe von außen vorstellen. Außerdem bin ich nicht einzeln in die Tiefe gegangen, warum der Ehemann die Entlassung fürchtete."

▪ Metakommunikation der Berater

Zum Ende der Sitzung geben die Beraterinnen Rückmeldung.

- „Unser Gespräch war sehr gut."
- „Ich hätte nicht gedacht, dass es Lösungsmöglichkeiten gibt."
- „Gut wäre, noch in der Konfliktsituation eine kollegiale Beratung ad hoc abzurufen."

Die Ergebnisse der Sitzung werden in einem kurzen Protokoll zusammengefasst.

7.7   Fallbeispiel: Mobilisierung im Altenheim

Angelika Zegelin

Dokumentation einer kollegialen Beratung in einem Altenheim zum Thema Sturz und Mobilisation. Die Fallerzählerin wünscht eine Beratung, wie es ihr besser gelingen könnte, sich gegenüber dem Patienten durchzusetzen.

- **Ausgangslage der Fallerzählerin**

Die Fallerzählerin beschreibt eine Situation, die noch andauert. Es geht um Herrn Müller, ein 87-jähriger Bewohner im Altenheim – die Fallerzählerin ist die Bezugsperson. Herr Müller ist seit 4 Jahren da, leidet an verschiedenen Altersgebrechen, ist etwas vergesslich, aber geistig noch „fit".

Herr Müller ist schwach, er geht nur noch wenige Schritte selbst, verbringt viel Zeit im Rollstuhl. Im letzten Jahr ist er 3-mal gestürzt beim Selbstaufstehen – allerdings ohne schlimme Folgen. Er möchte aufstehen und ein wenig mobil bleiben, er hat aber auch Furcht, wieder zu fallen. Die Wohnbereichsleitung möchte nicht, dass Herr Müller allein aufsteht.

- **Hintergrundinformation**

Die Altenpflegerin möchte Herrn Müller stärken, damit er weiter allein aufstehen kann. Es würde sich auch lohnen, Physiotherapie und Sturzprävention anzubieten. Sie befürchtet zu Recht, dass die Schwäche weiter zunehmen wird. Der Konflikt ergibt sich aus der Haltung der Vorgesetzten und dem Wunsch der Altenpflegerin. Mehrere Gespräche haben keine Lösung ergeben. Die Wohnbereichsleitung muss sich die Vorwürfe der Angehörigen anhören, einmal musste Herr Müller sogar nach dem Sturz zur ambulanten Versorgung ins Krankenhaus (Kopfwunde).

- **Bisherige Problemlösung der Fallerzählerin**

Sie hat darauf hingewirkt, dass Herr Müller selbst darum bittet, wieder sicherer und mobiler zu werden. Bisher hat dies nicht funktioniert.

- **Gefühle der Fallerzählerin**

Sie fühlt sich durch die Vorgesetzte blockiert. Sie ärgert sich, dass fachlich nicht mehr umgesetzt werden kann. In ihrem Beisein geht Herr Müller gern und sicher, das macht sie stolz.

- **Fragestellung der Fallerzählerin**

„Wie kann ich für Herrn Müller mehr Mobilisation durchsetzen?"

- **Notizen aus dem Beratungsprozess**

(Gespräch der Berater untereinander, Beraterinnen spiegeln Gefühle und entwickeln Hypothesen)

- „Ist dieses Verbot nur bei der Mobilisation von Herrn Müller? Oder auch bei anderen Sachen?"
- „In der Dokumentation ist ja zu lesen, dass das Gehen klappen kann."
- „Gegenüber dem Bewohner kann man das Aufstehen nicht verbieten, wenn er allein ist, wird er es weiter versuchen."

- **Lösungsvorschläge der Berater**

- Nochmal das Gespräch mit der Leitung suchen, ihre Sorgen ernst nehmen, aber trotzdem auf die Mobilisation hinwirken
- Weiter auf Physiotherapie drängen
- Eigenes Verhalten während der Mobilisation als gutes Beispiel weitergeben
- Sturzsituationen genauer analysieren, evtl. Griffe anbringen

- **Die Fallerzählerin formuliert ihr Beratungsergebnis**

Sie fühlt sich in ihrem Anliegen bestärkt und möchte alle Angebote nutzen.

- **Metakommunikation**

Trotz der kurzen Dauer (15 min) wurde der Austausch von allen als ertragreich befunden.

Der Flipchart-Anschrieb wurde fotografiert.

Mobilisierung im Altenheim; Lösungsideen (Flipchartanschrieb)

1. *Nochmal Gespräch mit der Leitung: Sorgen ernst nehmen; Relevanz der Mobilisation deutlich machen (+)*
2. *Weiter auf Physiotherapie drängen (+)*
3. *Mit eigenem Verhalten bei der Mobilisation ein gutes Beispiel geben (+)*
4. *Sturzsituationen analysieren: Griffe? (+)*

7.8   Fallbeispiel: verärgerte wartende Patienten vor der Operation

Angelika Zegelin

Dokumentation einer kollegialen Beratung zum Thema warten vor einer Operation. Die Fallerzählerin möchte beraten werden, wie sie besser mit wartenden Patienten umgehen kann.

▪ Ausgangslage des Fallerzählers

Krankenpfleger Alexander Haup t beschreibt ein häufiges Problem. Frau Schmidt ist 56 Jahre alt und soll eine Gallenblasenentfernung erhalten. Sie geht davon aus, am Vormittag operiert zu werden. Sie hat Angst und klingelt am OP-Tag bereits in den frühen Morgenstunden. Ihre Frage, wann sie denn endlich an die Reihe käme, kann vom Stationspersonal nicht beantwortet werden.

Frau Schmidt wird am Nachmittag gegen 16 Uhr immer resoluter und zeigt sich verärgert. Sie gerät in Panik, zumal auch ihre Angehörigen nicht anwesend sind, weil Frau Schmidt selbst empfohlen hat, dass diese aufgrund des OP-Tages gar nicht erst kommen sollten.

▪ Hintergrundinformation

Pflegefachmann Haupt berichtet, dass auf seiner Station täglich ein unzureichendes Wartemanagement bei zu operierenden Patienten stattfindet. Patienten warten seit dem Vorabend nüchtern, sie wissen nicht, wann sie operiert werden. Die Pflegenden erhalten keine Informationen. Der OP-Plan wäre täglich überfrachtet, Patienten bleiben bis zum späten Nachmittag weiter nüchtern und erfahren dann erst von der Absetzung ihrer Operation. Es kommt häufig zu Eskalationen und lautstarken Konflikten zwischen Pflegenden und Patienten.

▪ Problemlösung des Fallerzählers

Der Krankenpfleger erwartet eine striktere Organisation und Benachrichtigung der Station, um die Patienten besser zu informieren.

▪ Gefühle des Fallerzählers

Haupt fühlt sich ohnmächtig, er und die anderen Pflegenden fühlen sie als das kleinste Rad am Wagen, bekommen aber die gesamte Ladung an Ärger und Zorn der wartenden Patienten ab. Die Pflegenden sind verärgert, verstehen die Patienten, wissen aber auch um die Bedingungen im Operationsbereich. Es wird als täglicher Kampf empfunden.

- **Fragestellung für die kollegiale Beratung**

„Wie gelingt es uns, im operativen Bereich professioneller mit wartenden Patienten umzugehen?"

- **Notizen aus dem Beratungsprozess**

(Gespräch der Beratenden untereinander, sie spiegeln Gefühle und stellen Hypothesen auf.)

Zwischen den Berufsgruppen Pflege, Medizin, Verwaltung, Fachbereich OP/ Anästhesie ist Kommunikation unzureichend. Patienten erhalten von Verwaltung bzw. Zuweiser falsche Informationen. Diese sorgen bei Betroffenen für eine unrealistische Erwartungshaltung.

Ein aktueller Zwischenstand kann aufgrund mangelnder EDV-Vernetzung Station – OP-EDV-Programm nicht erfolgen. Das Nüchternheitsreglement entspricht nicht dem Stand der Wissenschaft, denn Frau Schmidt hat seit 18 Uhr des Vorabends nichts gegessen und getrunken und ist bei OP-Beginn um 16 Uhr somit 22 Stunden ohne Flüssigkeit und Nahrung.

In der Tat beschweren sich immer mehr Betroffene im Internet über diese Zustände.

- **Lösungsvorschläge der Beratenden**

- Patienten über die Wahrscheinlichkeit, erst am Nachmittag operiert zu werden, informieren. Die Patienten sollen dann mit der Familie in Verbindung treten.
- Häufiges morgendliches Briefing mit der OP-Abteilung
- Nüchternheitsgebot neu regeln: trinken ist bis 2 h präoperativ möglich, essen bis zu 6 h.
- Freundliches und realistisches Infoblatt für die Patienten erstellen
- Einstellung prüfen: Die Aggression der Patienten meint nicht die Pflegenden, sondern die Enttäuschung, trotz seelischer/körperlicher Vorbereitung nun nicht zeitnah operiert zu werden.

- **Der Fallerzähler formuliert sein Beratungsergebnis**

Allen wird klar, dass hier ein übergeordnetes organisatorisches und strukturelles Problem bearbeitet werden muss. Wie bei Haupt tauchen die Folgen täglich immer wieder auf.

Das Vorgehen muss auf höheren Ebenen und interdisziplinär abgestimmt werden. Haupt erklärt sich bereit, Beispiele und Patientensituationen zu sammeln und aufzubereiten. Es werden Gespräche mit den Leitungen, mit dem Qualitätsmanagement und der Patientenvertretung vereinbart.

Die Autorin dankt German Quernheim für diesen Impuls.

7.9   Fallbeispiel: Elternarbeit in der Kinderklinik

Angelika Zegelin

Dokumentation einer kollegialen Beratung zum Thema Elternarbeit in der Kinderklinik. Die Fallerzählerin möchte dazu beraten werden, wie es ihr gelingen könnte, dass ein Kind besser trinkt.

■ Ausgangslage der Fallerzählerin

Die Fallerzählerin beschreibt eine Situation, die beendet ist. Sie berichtet, dass im Rahmen des monatlichen Treffens der Eltern zu früh geborener Kinder, sich eine Mutter von Zwillingen negativ über die pflegerische Situation der Früh- und Neugeborenenstation äußerte. Eines der Zwillinge hat noch Trinkschwierigkeiten und wurde von einer Auszubildenden versorgt, die mit der Trinkschwäche des Kindes nicht zurechtkam.

■ Hintergrundinformationen

Da beide Kinder zur Entlassung anstehen, ein Kind gut trinkt und das andere noch Trinkprobleme hat, möchten die Mutter und die Mitarbeiterin des Elterntreffs (Fallerzählerin) das Trinkverhalten des Kindes verbessern. Sie befürchten, dass die Zwillinge nicht zusammen entlassen werden können.

Der Konflikt ergibt sich aus der Haltung der Mutter und dem anwesenden Pflegepersonal zu dem beschriebenen Zeitpunkt. Die Mutter befürchtet zu Recht, dass die Auszubildende dem Trinkverhalten des Kindes nicht gewachsen ist und dass sie nur ein Kind mit nach Hause nehmen darf.

■ Bisherige Problemlösung der Fallerzählerin

Die Fallerzählerin sieht die Problematik genau wie die Mutter und empfiehlt ihr, sich an die pflegerische Bereichsleitung zu wenden. Nach diesem Gespräch wendet sich die pflegerische Bereichsleitung mit der Anweisung an die Fallerzählerin, die Eltern innerhalb des Elterntreffs nicht gegen das Pflegepersonal der Früh- und Neugeborenenstation aufzuhetzen.

■ Gefühle der Fallerzählerin

— Sie fühlt sich durch die Bereichsleitung missverstanden.
— Sie ärgert sich, dass die Bereichsleitung ihr Manipulation unterstellt.
— Sie ärgert sich, dass Probleme nicht erkannt werden.
— Sie fühlt sich nicht ernst genommen.

■ Fragestellung der Fallerzählerin

„Wie können wir gemeinsam erreichen, dass das Kind besser trinkt?"

▪ Notizen aus dem Beratungsprozess

(Gespräch der Beraterinnen untereinander, Hypothesen und Fragen)

Einige kennen ähnliche Situationen, evtl. wird das Kind in seinem Trinkverhalten nicht adäquat versorgt, weil die Auszubildende wenig Erfahrung hat.

Länger wird darüber diskutiert, dass die Sorgen der Eltern vom Pflegepersonal nicht ernst genug genommen werden. Vor allem scheint die Kommunikation zwischen Fallerzählerin und pflegerischer Bereichsleitung gestört. Die pflegerische Bereichsleitung denkt offenbar, dass die Eltern von der Fallerzählerin instrumentalisiert werden. Die Fallerzählerin fühlt sich missverstanden.

▪ Lösungsvorschläge der Beraterinnen

- Trinksituationen des Kindes schildern und das Kind ggf. nur von Pflegekräften versorgen lassen, die mit der Trinkschwäche des Kindes zurechtkommen
- Sich Zeit für Elternarbeit nehmen
- Mutter in die Pflege mit einbeziehen (Bonding). Kind trinkt dann vielleicht besser, Mutter steht nicht unter Zeitdruck
- Gespräch mit der pflegerischen Bereichsleitung suchen z. B. als Mitarbeiter des Elterntreffs
- Die pflegerische Bereichsleitung zum nächsten Treffen des Elterntreffs einladen
- Empfehlungen aussprechen, die Sorgen und Ängste der Eltern ernst zu nehmen
- Weiter auf konstruktive Elternarbeit drängen

▪ Fallerzählerin formuliert ihr Beratungsergebnis

Sie fühlt sich in ihrem Anliegen bestärkt und möchte alle Angebote nutzen. Sie hofft, dadurch Zufriedenheit bei der Mutter zu erreichen.

Da sich das Verhältnis der Mitarbeiter des Elterntreffs und einem Teil des Pflegepersonals der Früh- und Neugeborenenstation sehr schwierig gestaltet, wünscht sie sich eine Metakommunikation.

Die Beratungsergebnisse werden dokumentiert.

Die Autorin dankt den Kinderkrankenschwestern Sabine Hohmann und Astrid Wiesn.

Literatur

Seinsch P (2007) Mit Menschen so offen sprechen können ohne Anfeindung. Kollegiale (Fall-) Beratung mit Pflegenden und PraxisanleiterInnen im Pflegedienst an einer Universitätsklinik. In: Lumma M (Hrsg) Counseling Humanistische Psychologie, Interkulturelles und Institutionelles, Praxiskonzepte für die Neuorientierung, S 99–115

Serviceteil

© Springer-Verlag GmbH Deutschland, ein Teil von Springer Nature 2019
A. Kocks, T. Segmüller (Hrsg.), *Kollegiale Beratung im Pflegeteam*
https://doi.org/10.1007/978-3-662-57789-9

A   Anhang: Weiterführende Materialien und Quellen

A.1   Literaturempfehlungen

Tietze KO (2013) Kollegiale Beratung: Problemlösungen gemeinsam entwickeln. Reihe: Miteinander reden: Praxis. Schulz von Thun F (Hrsg). Reinbeck, Rowohlt (ISBN-13: 978-3499615443) 9,99 €

Tietze KO (2009) Wirkprozesse und personenbezogene Wirkungen von kollegialer Beratung. Theoretische Entwürfe und empirische Forschung. VS Verlag für Sozialwissenschaften Wiesbaden (ISBN-13: 978-3531172248) 34,95 €

A.2   Internetseiten

Netzwerk Patienten- und Familienedukation in der Pflege e. V.: www.patientenedukation.de

Deutsche Gesellschaft für Pflegewissenschaft e. V. (DGP): www.dg-pflegewissenschaft.de

Wittener Werkzeuge: Beratung in der Pflege; www.wittener-werkzeuge.de

Sachverzeichnis